# 和心理医生看电影

## 理解篇

包祖晓　包静怡 —— 主编

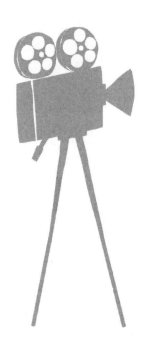

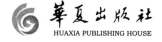

华夏出版社

HUAXIA PUBLISHING HOUSE

献给遭受心理疾病折磨的患者；

献给在尘世中挣扎的众生；

献给电影爱好者。

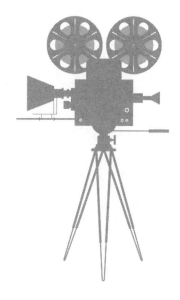

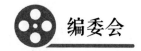

# 编委会

## 主　编

包祖晓　包静怡

## 编　委

杨飞燕　陈宝君　李　燕　虞安娜
何聪聪　何贵平　陈瑢容

# 前　言

"只有当病人已经走近解释，只差一步他自己就可以抓住解释的时候，医生给病人来个画龙点睛，才是恰当的。"伟大的精神分析学家西格蒙德·弗洛伊德如是说。

"菩提本无树，明镜亦非台，本来无一物，何处惹尘埃。"这是六祖慧能禅师所作的成名偈。佛学中的"顿悟"法门也由此开启，意思是：只要心念一悟，离却妄念，即刻回归真如本性，就能到达佛地。

在我们精神卫生科临床中，有两位因患有"失眠、焦虑、强迫"的求治者都在观看了电影《当怪物来敲门》后霍然而愈。

然而，心理治疗的实践经验告诉我们，在到达"治疗性领悟"和"拐点"之前，心理医生和来访者都有很长的一段路要走。借用神秀禅师的偈说就是，我们需要"时时勤拂拭，勿使惹尘埃"。现代心理治疗体系中的长程精神分析治疗具备了这样的可能性，遗憾的是，我们很难在现代忙碌的社会中普及这种治疗方法。

有鉴于此，台州医院精神卫生科的医师们为了缩短达到治疗"拐点"的时间，增加"治疗性领悟"的机会和可能性，不断地上下求索，终于摸索出一套能促进精神心理疾病康复的疗法——"禅疗"。其中，看电影是来访者进行"禅疗"的核心环节。

影视界和心理学界已经有大量的证据表明，电影除了具有艺术和娱乐功能、包含着社会和文化的积极意义外，还可以激活个人和群体的潜意识，促进他们调整情绪、提高认知性领悟和行为改变的可能性。藏传佛教上师宗萨蒋扬钦哲仁波切曾经说过："优秀的电影就像藏传佛教的唐卡，它提示在我们的现实生命之外，还有一种存在，比生存更伟大，比死亡更悲悯。"我国著名剧作家田汉是这样评价电影的："酒、音乐与电影为人类三大杰作，电影年最稚，魔力最大，以其能在白昼造梦也。"这么说来，电影和精神分析治疗诞生于同一年并不是巧合。

我们发现，在个体心理治疗和团体心理治疗过程中，通过看影片激发参与者的情绪有助于他们审视自我；通过讲述自己的观感，比较彼此间迥异的观点，有助于他们找到自我确认的方法和做出自我改变的决定。就这样，某部电影会在不经意间起到"治疗性拐点"的作用。

在前期著作"禅疗四部曲"（分别为《与自己和解》《唤醒自愈力》《做自己的旁观者》《过禅意人生》）和"解忧四部曲"（分别为《学习睡觉》《走出绝望》《正念生活》《平息战斗》）中，我们曾经零散地介绍过部分治疗性影片以及患者的观影心得。

为了系统地介绍台州医院精神卫生科运用电影作品进行心理疗愈的经验，我们撰写了著作《和心理医生看电影》系列。本书是第一本，又称"理解篇"，以解读电影案例为切入点，结合存在主义哲学和深度心理学的理念和知识及临床心理治疗的经验和案例，重新审视了精神心理障碍、行为障碍、冲动成瘾、理智与情感、"存在性"苦痛、意识与潜意识等主题，对成因、困境和疗愈方向都提出了许多独特而新颖的观点。

不管你是普通大众，还是具有精神心理障碍的患者及家属，只要心存提高"心灵品质"和"生命品质"的梦想，本书就会成为你人生中"醍醐灌顶"的媒介。

包祖晓

2022.1.1

# 目录 contents

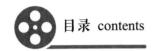

目录 contents

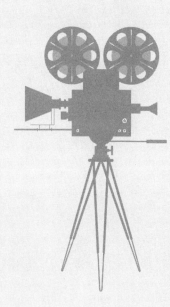

第一章

# 不正常也是一种正常

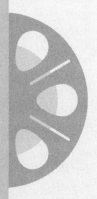

我们这个时代，已经不懂得根据社会背景从整体上去理解人，而是宁愿去重组患者的神经递质。但问题在于，没有人能够与神经递质建立有意义的关系，无论其结构是怎样的形态。

——洛伦·摩希尔

人们曾经把精神疾病等同于心理癌症，意思是一旦患上就是绝症。现代主流的精神病学有一种倾向，他们认为精神分裂症完全不是心理问题，而是一种生理疾病，该病症侵犯的是身体和大脑，核心机制是大脑内的神经递质失衡。公众对精神分裂症的印象往往与极端的、混乱的暴力倾向联系在一起。

本章通过对电影《12只猴子》《美丽心灵》《尼斯：疯狂的心》的解读，结合深度心理学理论和临床心理治疗的经验，告诉大家一种事实——不正常也是一种正常。许多人为了表示自己不是"二货"，喜欢把那些不和自己一样"二"的人称为"精神病"，这是可耻的。难道悉达多、君士坦丁大帝、路德、贞德和圣方济各根本不是非凡，而是精神分裂了？

## 精神障碍者是正常人吗

### 一、剧情回眸

詹姆斯·科尔先生无数次梦到自己年幼时的场景：他在机场，看到一个男人被枪击而死，还有一个伤心欲绝的、漂亮的女人，这个女人看着他，微微笑了。他在想，这究竟代表了什么呢？

詹姆斯曾因暴力倾向入狱。他说自己生活在2035年的地底，因为在1996年发生了一场席卷全球的病毒，导致50多亿人的死亡，剩余的人类只能藏身地底以逃避病毒。

突然，詹姆斯在广播中"听到"了自己被选为志愿者去地表做采集工作。于是，他穿了一套能隔绝病毒的装备，开始了"拿回病毒样本研制疫苗以拯救人类"的冒险之旅，他能在不同的世纪和年代之间穿梭生活。他在地面上看到了一幅画，上面画着12只猴子，还写着一句话"我们成功了"。

第一回，詹姆斯"回到"了1990年，因为他衣着奇异且穿着消毒服（类似于雨衣的衣服），警察注意到他并要求其拿出身份证，但当他说到"病毒"等字眼时，警察认为其吸毒或者是有精神疾病而将其抓到警局。警局联系了凯瑟琳（一位心理医生）来对他进行干预，但詹姆斯却无法配合。最终，警察在将其消毒沐浴后关入精神病院。在精神病院，他遇见了杰弗里——一位研究病毒的科学家的孩子，他也是因精神疾病而被送来住院的。

在精神病院，詹姆斯反复询问大家有没有见过12只猴子军，因为他认为这就是引起病毒肆虐的罪犯们。后来，他见到了精神病院的医生，想证明自己是正常的，他向他们讲述了他来自未来的2035年，并讲了1996年发生的病毒事件，表示自己是来收集资料、查找病毒的源头的，但精神病院的医生们一致判定他确实存在妄想症状，并强制其住院接受治疗。

住院期间，詹姆斯在与杰弗里闲聊的过程中看到电视上放着科学家利用病毒在动物身上做实验的画面，说道：也许人类才应该是被消灭的。杰弗里认为这是一个好主意。在杰弗里的帮助下，詹姆斯成功从病房出逃，但不幸的是被医生发现了，医生强制给他注射了药物并将其束缚在治疗室中……

第二回，詹姆斯"回到"了1920年，他来到了战争年代，并向他们询问是否知道有特殊的病菌，当时他因战争而受伤，他表示1996年地球会毁于病菌，后再次被"带回"到2035年。他的奇怪举动和言语被当时的相机记录下来，凯瑟琳注意到他的案例，并将此案例用于自己的心理学书籍，表示他的行为是用自己造成的痛苦来代替战争带来的痛苦。当时发明该病毒的科学家的助手也在现场，他表示，人类毁灭于自己的发明是有依据的，并从中得到了启示。

第三回，詹姆斯"来到"了1996年，他找到了凯瑟琳并绑架她，让她帮他一起寻找12只猴子军。在路途中，他碰到了一个乞丐，乞丐说未来的科学家在其牙齿上装了跟踪器，能知道他做的任何事。他仔细寻找与12只猴子有关的事情，以为病毒的传播和杰弗里有关，是他的父亲发现并提取了病毒，而由杰弗里传播了病毒。

而此时，警察们也在通缉和追捕詹姆斯，认为他是一个有攻击行为的精神病患者。在逃亡的过程中，詹姆斯和凯瑟琳渐渐产生了情愫。

在多次的时光穿梭之后，詹姆斯开始怀疑自己是否确实是一个精神病患者，所有的一切都是他臆想出来的。而此时，"科学家们"已经"确定"病毒投放的时间，需要詹姆斯再次"回到"1996年取得样本。

这时，詹姆斯已经不确定到底什么才是真实的了。他要向警察自首，他觉得自己是一个精神病患者，他需要帮助，他想要变得正常，和大多数人一样。詹姆斯对凯瑟琳说："我不想知道未来的事，我想当一个正常的人，我希望生活在现在，我想留下来，和你在一起。"詹姆斯不愿"回到"未来的世界，那个时候到处都是断壁残垣，他苟且地活在地底。而现在，太平盛世，还有凯瑟琳，这个盛世让他质疑所有的记忆和认知。坚持自己的路，寸步难行；妥协退让，只要承认自己是有病的，只要承认自己是个精神病患者，只要否认自己所有的记忆和认知，变成常人眼中的"正常"，就有幸福的希望。

詹姆斯和凯瑟琳通过调查之后，发现12只猴子军只是一个动物保护组织，他们决定不管病毒是否出现，等时间到了，一切自有分晓，并准备坐飞机去看海。

在机场，詹姆斯不仅觉得经过伪装的凯瑟琳的形象似曾相识，而且偶然地发现原来真正病毒的传播者是杰弗里父亲的助手，遗憾的是，在试图阻止真凶散播病毒的时候，詹姆斯被不明真相的警察开枪打死了。这一场景，小时候的詹姆斯就目睹过，并无数次地在詹姆斯的梦境中重现。

**二、剧情解读**

这是电影《12只猴子》里的故事。先抛开电影中的科幻、夸张等成分，请问大家一个问题：影片中的詹姆斯究竟是不是一个精神病患者？

从现代精神病学家，尤其是强调用生物学治疗的精神科医生的观点来看，詹姆斯是一个实实在在的精神障碍患者。在他身上呈现的时间穿梭、世界毁灭都只是一种妄想症状而已；"科学家"是其头脑中的另一个自己，他所接收到的指示要么是妄想，要么是幻听。

影片中也处处暗示了这一可能：詹姆斯在地面上收集标本时看到的熊对应现实中机场一幅熊的巨型壁画；詹姆斯看到的狮子对应现实中去机场时看到的狮子雕塑；收集的蜘蛛标本对应现实中他在精神病院吞下的蜘蛛；收集回来时的沐浴消毒液对应精神病院里的沐浴消毒液；地表采集时穿的类似于雨衣的服装对应现实中精神病院防止其伤人及自伤的束缚衣；掌权的科学家对应了现实中精神病院的医生。影片中处处都是这样的暗示，詹姆斯所臆想出来的经历都是现实生活在其大脑中的歪曲反映。

绝大部分心理学家也会赞同詹姆斯有精神病的诊断。

然而，在部分心理学家和人类学家，尤其是分析性心理学家看来，詹姆斯身上的种种怪异的表现是一种人类集体潜意识里的反映，不仅不是病态，而且是一种启示。

这一点在影片中也有一些提示：例如，詹姆斯的梦境内容、精神病性症状与最后在飞机场所遇到的事实相符，这是一种"巧合"吗？显然，从影片中的心理医生凯瑟琳先后的态度和行为的改变可以看出：这不是"巧合"。如果用分析性心理学家荣格的话说，这是一种"共时性"现象。

### 三、延伸与思考

#### （一）理解精神上的奇异体验

分析性心理学家荣格在《红书》中写道："作为一名精神科医生，我很焦虑，用当时流行的话来说，我开始怀疑自己是不是走在'成为一名精神分裂症患者'的路上……我当时正准备为即将在阿伯丁举行的会议写一篇关于精神分裂症的讲稿，我不断地跟我自己说：'我就是在讲我自己！我非常有可能在读完这篇文章之后疯掉。'这个会议即将在 1914 年 7 月举行，与我在南海旅行时所做的三个梦预见的时间完全吻合。7 月 31 日，在我的演讲刚刚结束之后不久，战争爆发了，我终于明白了这一切是怎么回事。当我第二天在荷兰登陆时，我比任何人都开心。我现在很确定的是我没有受到精神分裂症的威胁，我明白我的梦和我的幻觉都来自集体无意识层面，我现在要做的是去深化和验证我的发现，这也是我这 40 年来一直在做的事情。"

什么意思呢？原来，荣格在 1913 年 10 月反复出现血流成河与白骨堆积如山的幻想（预像），并且有一个声音说这一切都会实现。在他看到第一次世界大战即将爆发的预像时，荣格怀疑自己是否在"成为一名精神分裂症患者"的路上，他当时吓坏了，不敢想也不敢讲，并且将它们归于来自集体无意识层面。等到预像成为现实以后，他非常庆幸自己没有疯掉。我们知道第一次世界大战（一战）于 1914 年 7 月 28 日爆发。

这种经验与电影中詹姆斯的经验是相仿的。

#### （二）"共时性"现象是存在的

我们大部分人在日常生活中都遇到过"说曹操，曹操到"的现象；我们有时候预感在街上会遇到某个老朋友，结果真的就遇到了这位老朋友。对于这样的现象，我们往往简单地把它们归为巧合。分析性心理学家荣格却不满足于这样的解释，提出了"共时性"这样一个概念来表述它们之间的关系。

所谓"共时性"，荣格是这样定义的："在一种内部意象或某人心中突然产生的预感，与一种表达同样意义的外部事物几乎在同时出现。或者说，是两种或两种以上事件的意味深长的巧合，其中包含着某种并非意外的或偶然性的东西。"简单地说，"共时性"是一种"有意义的巧合"；而且这种巧合现象并不局限于心理领域，可以从"灵性母亲内部"与"我们外在的世界"，甚至是同时跨越这两个方面进入意识状态。影片中詹姆斯对病毒的追查完全符合这一定义。

荣格列举过自己曾经遇到的"共时性"现象。

例如，荣格在其《论共时性》一文中叙述了自己学生时代的一个朋友的故事。那个朋友的爸爸许诺他说，如果他能够通过期末考试，就可以去西班牙旅游。荣格的朋友随后就梦到他走在西班牙的一条街道上，这条街道通向一个广场，那里有一个哥特式教堂，他接着往右拐，转了一个弯，到了另一条街上，在这条街上，他看见了一辆漂亮的马车，由两匹奶油色的马拉着。这时，他醒了。这个朋友把梦的内容告诉了荣格。不久，荣格的朋友成功通过了考试，就去了西班牙，而且在一条街上，他认出了这是他梦见过的城市。他看到了与梦中一模一样的广场和教堂，他本想直接走进教堂的，但他记得在梦中是向右拐的，然后到了另一条街上，他很好奇，想知道自己的梦是否能够得到进一步的证实，他刚一拐弯就确实看见了两匹奶油色的马拉着一辆车。

在同一篇文章中，荣格还讲述了他的一个女病人的例子，这个女病人做事非常理性，在生活中严守中庸之道，任何事都要求做好，但总是做不到。荣格认为她的问题症结在于懂得太多，受的教育太好，拥有一种高度明亮、洁净的理性主义，她的阿尼姆斯很僵硬而逻辑化。荣格数次尝试想软化她的理性主义，但治疗很久都没有起色，不得不盼望某些不可预期而且是非理性的事情突然出现，方可粉碎她用以封闭自己的理智。有一天，那个女病人对他说，她做了一个印象极为深刻的梦，说有人送给她一块金甲虫型的宝石，这是一种珍贵的宝石。正在这时，荣格就听到背后的窗子有轻轻拍打的声音，转身便看到一只相当大的金甲虫正飞撞窗棂。荣格将它交给病人，并说"这就是你的金甲虫宝石"，这只普通的金甲虫飞进来的巧合，突然赋予她的梦新的意义，帮助突破她过于逻辑化的阿尼姆斯外壳，洞穿了她的理想主义，打碎了她理智抗拒的冰墙，而后她的治疗就持续下去了，且成效显著。

此外，荣格从 J.B. 赖因在美国杜克大学进行的超感知觉实验中为"共时性"原则找到了可靠的依据。

所谓的超感知觉是指不以感觉器官为基础，即能获得知觉的心理现象。由于人的感觉主要有视觉、听觉、嗅觉、味觉和肤觉五大感觉，它们各自都有相应的生理器官，而超感知觉与这五大感觉不同，没有感觉器官相对应，因此人们常称之为第六感。

超感知觉分为三大类：

（1）心电感应，是指两个人之间不经由任何沟通工具或渠道（语言、手势或表情）而能彼此传达讯息的过程；

（2）超感视觉，是不靠眼睛或任何工具即可看到物体的特殊能力；

（3）预知，指事件发生之前即可预见的能力。

J.B. 赖因曾在杜克大学做过一系列的超感知觉实验。在其中一项实验中，赖因将 25 张绘有特定图案（星形、方块、圆形、十字形、波形线）的卡片分为 5 组进行实验。其实验是这样进行的：每个实验组中，卡片要洗 800 次，这样被试者就不会看到卡片。然后一张张翻出卡片，要求被试者猜出每张卡片上的图案，被试者如果毫无心电感应能力，纯属猜测，答对的机会是 20%，也就是 25 个中能猜中 5 个。最后的结果是平均可猜对 6.5 个，也就是猜中的比例为 26%。有一些被试者猜对的概率比 20% 高出两倍，还有一个人将所有 25 张卡片全部都猜对了。主试者与被试者之间距离逐渐增加，从几码到 4000

英里，对结果没有什么影响。

另一项实验开始时，两位被试者对面而坐，中间隔上布帘，彼此之间不通信息，也看不到对方的动作和表情。每个人面前各放着一副卡片，先让一方被试者以随机方式抽出一张卡片并注视它（视为心灵发送者），然后将卡片反面向上置于桌上，接着要求对方（被视为心灵接收者）凭其直觉指出该张卡片上的图形。如果指认正确，即表示两个被试者之间有心电感应。按上述程序实验时，在 25 张卡片中，心灵接收者能猜对 5 张。赖因根据本人以及其他学者的试验研究，共收集了数以万计的研究结果，他发现数万被试者的总平均得分是 7.1，即在超感知觉实验情境下被试者答对的概率为 28.4%，比猜中的概率 20% 高出很多。

这就是说，在荣格派分析性心理学家眼中，"共时性"现象不仅是存在的，还具有科学的依据。

（三）精神科医生曾经的尴尬

在 1973 年，心理学家罗森汉做过一个至今还让精神科医生感到尴尬的实验。他征集了 8 名理智正常的志愿者，让他们主动要求被精神病院收容。按照他的指示，这些志愿者一旦进入精神病院就恢复正常，积极表现，申请出院。结果呢？ 8 名假病人平均花了 19 天才获准离开，其间没有一位医务人员发现他们不是病人。

可以想象，这个实验结果一公布，既让公众跌破眼镜，也让心理治疗界陷于恐慌，于是心理医生迫不及待地解释：问题不在于精神疾病的诊断，而在于医务人员的疏忽。

真的如此吗？事实证明，情况是相反的：如果医务人员不疏忽，结果反而更糟。要知道，罗森汉的实验没有结束，接着他又进行了后续实验。

罗森汉对前面的精神病院重新发出警告："我准备再次安排假病人入院，请甄别。"实际上，罗森汉只是虚张声势，并未付诸实施。结果呢？在 3 个月内，医院报告有 193 例假病人。罗森汉多次重复上述实验，每次都得到相似的结果。

罗森汉从而得出结论："在精神病院，我们无法区分正常人和精神病人。"虽说这句话是就事论事，但其实前缀大可不必：在或不在精神病院，我们都无法区分正常人和精神病人。

（四）精神病的诊断本质上就是个话语权的问题

尼采说过，"疯狂罕见于个人，但对团体、党派、民族和时代来说则是常态"。托马斯·萨斯曾经提出："从前，科学落后而宗教强盛，人们错把巫术认作医学；如今，科学发达而宗教衰落，人们反倒迷信医学魔术。"这就是说，精神病的诊断并不存在"金标准"。

尽管世界主流的精神医学界对精神病的分类越来越细，但仍有一些精神医学家和心理学家反对精神病的诊断。例如，德尔森提出，这些诊断使人们始终会面临"终身被认为是精神病人的风险"，削弱了他们"应对严酷生活"的能力。德国精神科医生曼弗雷德·吕茨尖锐地提出："防火防盗防正常人……"他还提出："在这个世界上，其实没有精神分裂症，没有抑郁症，没有成瘾症——有的只是承受着各种不同痛苦现象的人。"

作者对此深表赞同，曾经在著作"禅疗四部曲"之一《做自己的旁观者：用禅的智慧疗愈生命》一书中，开辟了一个主题叫"谁是健康 / 正常人呢"，用了很大的篇幅来论述，其中的一段内容是这样写的：

> 从个人"存在性"角度看，一个所谓"没有焦虑""社会适应良好"的正常人远没有一个所谓人类价值意义上的精神疾病 / 心理障碍患者来得健康。前者以放弃"自我"的"存在"来成为别人期望的样子，所有真正的个体性与自由全部丧失。而精神疾病 / 心理障碍患者则可被看作是在争夺"自我"的战斗中不准备彻底投降的人。尽管他挽救个人"自我"

的努力并未成功，也未有效地表达出"自我"，却借助精神疾病 / 心理障碍的症状和遁入虚拟的生活寻求拯救。

难道现代的精神病学关于"精神障碍"的诊断是虚妄的吗？

作者在此不敢妄加评判。不过，法国哲学家米歇尔·福柯曾经否定过"精神障碍"的诊断，他是这么说的：话语就是权力。什么是精神病，什么不是精神病，这首先是个权力话语的问题。这里关键的问题不在于谁有精神病，谁没有精神病，而在于究竟谁掌握话语权。福柯和加拿大社会学家欧文·戈夫曼都认为精神病学是压抑和控制的，并强调与精神分裂症等诊断相关的印迹会对个人的自我概念产生潜在的破坏性。

的确，精神卫生科的临床观察告诉我们，许多有精神分裂症状的人和正常人一样聪明机智，但他们不像那些聪明过头的正常人，总是想方设法地蒙骗别人。存在精神分裂症状者有时会心口不一，那是因为实话实说给他们带来过痛苦的经历。但在某种程度上，他们所讲的比其他大部分人要更真实。可以这么说，精神分裂症患者处于主观体验上的真实之中。无论怎么说，精神分裂症患者从未发动或推进战争；在我们精神卫生科临床精神分裂症患者中，也没有经济罪犯。诚然，在这个由正常人组成的疯狂的社会中，他们的怪异和格格不入引发了排斥；在急性发病期，他们也可能会出现攻击性。如果我们对人性还有足够的感知力，就会发现这些游离于正常人之外的患者具有多面性，他们并没有迷失方向，反倒是正常人有可能会犯这类错误。

从存在主义哲学和心理学的角度说，像精神分裂症这样的"疾病"其实是个体在这个世界的生存方式——即能够帮助一个人在特定环境下生存的策略。弗兰克尔所说的"对异常情境的异常反应是正常行为"就是这个意思。

# 疯子和天才的一体两面

## 一、剧情回眸

约翰·纳什先生在普林斯顿读有关数学方面的研究生。他平素不擅长社交，他说自己不喜欢他们，他们也不喜欢他，老师们对他的评价是他有两个脑袋却只有半颗心。在研究生学习的期中考核中，他的一些同学都已经论证了一些猜想并发表了论文，而纳什却希望自己能够有一些原创的理论，而迟迟没有发表论文。

纳什在日常交往中被同学议论嘲笑，下棋时也输给了同学汉森，在这种情况下，他"遇到"了一个室友查尔斯。查尔斯陪他一起聊天，帮他打气，帮他化解尴尬。纳什通过坚持不懈的研究与观察，发表了著名的"博弈理论"，在经济、军事等领域产生了深远的影响。纳什毕业后，通过自己获得的成就与老师的推荐，顺利进入惠勒实验室，并推荐了他的好友索尔一起进入实验室。

在惠勒实验室工作过程中，纳什还需要承担大学的教学工作，尽管纳什觉得他更想去花费一些时间来思考。而就在教学工作中，他遇到了妻子艾丽西亚。后来，他与艾丽西亚相识相知，并走入了婚姻的殿堂。

婚后，纳什行为怪异，说自己受国防部威廉所托，需要提取报纸里重复出现的信息，国防部还在他手臂上植入了信号器，并且需要他定期将收集到的信息投递到实验室的一个邮箱里。其间，纳什正常参加工作，在数学领域继续自己的研究。而查尔斯也给纳什"介绍"了自己的外甥女玛希。此后，这三个人经常出现在纳什的生活中。同事索尔发现了纳什行为异常，他联系了精神科的医生。纳什却觉得这是一些苏联人来抓他的。而此时，艾丽西亚已经怀孕了。

在纳什被带进精神病院后，艾丽西亚发现纳什投递的信从来未被人接收，且纳什在读研究生期间是独居的，她这才明白，原来丈夫一直所说的查尔斯秘密为国防部服务都是他幻想出来的，他幻想出来的查尔斯、威廉、玛希一直纠缠着他，纳什坚信自己是被迫害的，要求艾丽西亚救他出去。无奈之下，艾丽西亚让他在精神病院接受治疗。

一年后，纳什出院了，他开始有规律地服用抗精神病药物，但是他开始变得无法思考，甚至因为药物的影响无法与妻子进行性生活，他每天枯坐在家里。有一天晚上，当妻子亲吻他时，他无法回应妻子，他自己决定偷偷地停药。但是，停药之后，威廉很快又重新出现了，还有查尔斯和玛希，他们告诉纳什，艾丽西亚会泄露秘密，让纳什杀了她。纳什看着始终没有长大的玛希，意识到原来这一切真的都是自己的幻想。

艾丽西亚联系了精神科医生后，医生询问纳什为什么会停药，纳什说：因为我无法工作、无法照顾孩子，甚至无法回应我的妻子。医生表示纳什需要更多的药物，而纳什希望不再用药物，通过自己的大脑来证明这是可以被控制的。艾西丽亚看着纳什，她决定尊重纳什的选择，她对纳什说：你想知道什么是真的，我触摸你是真的，也许能从梦中醒来的部分，可能不在于大脑，而在于心，我有必要相信，奇迹是有可能会出现的。

纳什开始重新回到普林斯顿大学，因为艾丽西亚和他都认为需要去适应正常社会，熟悉的事物和人可能有助于他驱走这些幻觉。纳什找到了汉森，汉森表示他当然可以回学校，他帮纳什安排了一个图书馆的职位。

纳什一开始的感觉是糟糕的，他觉得所有人都在注意他，他甚至觉得医生是对的，他应该回到医院继续住院治疗，艾丽西亚安慰他、鼓励他。第二天，在去学校的时候，查尔斯、玛希和威廉又出现了，他们一直在纠缠着他，纳什跟他们道别，表示自己不会再理他们。纳什坐在课堂上开始听课，翻阅图书馆的资料，他又开始了自己的数学研究。即使在一开始有人会因为他的言行怪异而去模仿嘲笑，但是随着纳什年纪的增长，他始终没有放弃研究，很多好学的学生开始向他请教问题。后来，学校也重新接纳他参与教学任务。

30多年后，纳什在学校遇见了诺贝尔奖的评委，他们表示纳什入围了诺贝尔奖，纳什对此很惊讶，他告诉评委，他们（查尔斯、威廉、玛希）一直没有离开，但是他已经不会再受其困扰了。

后来，诺贝尔经济学奖揭晓，纳什获得了这一荣誉。在颁奖典礼上，纳什的获奖感言是：我一直都相信数学，还有那些引导推理的方程式和逻辑。但是在一生的追求后，我问我自己，什么才是真正的逻辑？谁来决定原因？我的追求带领我穿过了科学、形而上学，幻觉又把我带了回来。同时，我有了生涯中最重要的发现，我生命中最重要的发现，只有在神秘的爱的等式里，才能发现任何逻辑上的原因。我今晚在这里是因为你，你就是我存在的原因。你是我的全部。纳什看着艾丽西亚说，艾丽西亚热泪盈眶。

## 二、剧情解读

这是电影《美丽心灵》里的故事，是根据真实案例改编的。

显然，从现代精神病学的角度说，跟前一部影片中的詹姆斯一样，该影片中的主人公纳什是个"典型"的精神分裂症患者，他存在典型的幻觉和妄想等精神病性症状。如果站在人类发展史的角度说，他们又是伟大的创造者。

回到分析性心理学的观点，在整个影片中，纳什出现的几个幻觉形象是非常有代表性的。

一个是纳什为了缓解内在对失败的焦虑创造出的幻想中的人物——浪子查尔斯。查尔斯与纳什拘谨的个性完全相反，在纳什遭到打击、陷入焦虑和绝望之后出现，他不停地鼓励纳什，承认他是天才，自苦自怜的纳什无疑正需要这样的认可和鼓励。因此，尽管幻觉的出现在精神病学中意味着纳什精神分裂症的爆发，但从分析性心理学的角度来说，却也正是纳什无意识中自我治疗的开始。

另一个是关于国防部官员威廉的幻觉，这与纳什的英雄情结有关，代表着罪恶的原型，他野蛮、粗暴、专横，破坏力十足。

第三个是小女孩玛希，她可以被看作是纳什真实自我的投射：孤单，无助，楚楚可怜，需要别人的爱抚。纳什在卸下"天才"的人格面具后，在本质上就是这么一个纯真又脆弱的大男孩。

这三个典型的幻觉从心理分析的角度来说正是被纳什意识压抑的心灵空间的一部分。相应地，如果能与这三个典型的幻觉人物妥善相处，那么精神分裂症这一疾病对纳什的生活所造成的破坏力就会减少。纳什正是做到了这一点，他在后期并没有拼命地赶走这三个幻觉人物，而是对他们相对友好，允许他们的存在。

此外，对于一般的精神分裂症者来说，他们由于沉浸在幻觉和妄想中而认不清现实，分不清真假，被幻觉和妄想等症状牢牢地控制。幸运的是，纳什一直拥有艾丽西亚的爱。当他在真与假中迷惘的时候，至少他知道艾丽西亚的爱是真实的。正是这一点真实的情感让理智重新进入纳什的意识。艾丽西亚的爱在纳什的无意识与意识之间搭起了一座桥梁，并最终成为纳什康复的契机。此后，纳什的这种真实感拓展到了朋友、同事和学生之间。

都说"爱是疗伤的良药"，看来此言不虚。

### 三、延伸与思考

#### （一）疯子和天才存在一体两面

类似于影片中纳什的人物在现实世界上并不少见。

例如，拥有读者最多的拉丁美洲作家、联合国和平大使——保罗·科埃略，就曾经数次被当作精神病患者送进精神病医院进行治疗。他的行为的确有些"怪异"：曾作为嬉皮士周游世界，吸毒，写歌，写剧本，加入教会，被关进监狱，对炼金术、吸血鬼、宗教等主题着迷。

伟大的分析性心理学家荣格也曾经患过精神病。更准确地说，荣格有过诸多精神分裂的症状，后来曾经短暂发病，而且他发病的时候，同时伴随了较多的灵性体验和超心理现象。然而，不管怎样发病，他的自我功能一直保持着较好的水平，他的整个学术生涯和学术内容，看起来也和他的疾病有密切联系。例如，通过对自己和其他病友的观察，荣格发现，精神病人被各种集体无意识的力量淹没了，而这些力量是正常的、无意识精神系统的产物，它们也会出现在正常人的梦中。

此外，历史上伟大的物理学家牛顿和大画家梵高也都曾患过"精神病"。单纯的声音和幻象的体验就更普遍了。苏格拉底有这样的体验，被认为是大智之人；贞德有这样的体验，被认为是一代圣人；甘地有这样的体验，被人敬为政治家及和平使者；查尔斯·狄更斯有这样的体验，被称为英国最伟大的小说家之一。

从某种程度上可以说，疯子和天才存在一体两面的可能性。用个比喻来说，一个人患精神病，就相当于某个地方闹水灾，发作时一片汪洋，而等到洪水过去，仍然是杨柳岸晓风残月。

下文中《尼斯：疯狂的心》里的故事也说明了这一现象：这些精神分裂症患者其实是一群伟大的艺术家。

（二）理解精神病性症状

就精神分裂症的核心症状幻听而言，它在人类历史上并不总是被认为是病态的。例如，在古希腊，人们在面对危机和抉择时，喜欢倾听诸神的声音，甚至与诸神对话。在心理学家朱利安·杰尼斯看来，直到公元 1300 年前，所有的希腊人都有幻听。但是，他们走在街道上不仅丝毫不会因幻听而感受道德折磨，反而遵照幻听的内容来做决策。

荷兰社会精神医学教授马吕斯·罗默曾经描述过一个案例：几年前，他有一位年龄约 30 岁的女性患者，她持续听到来自心里面的声音。这些声音会对她下命令，禁止她做某些事情，几乎全然地控制她的生活。她已经住院多次，被诊断为精神分裂症。她使用安定剂并没有消除那些声音，但确实减缓了她的焦虑。很不幸地，这些药物同时令她反应迟缓。最后，她很长时间不服用药物，即使她住院，待的时间也不长。然而，那些声音逐渐地命令她不能做一些自己热爱的事情，她感到孤立无援。她越来越多地提到自杀意念，罗默对此非常担心她。

出人意外的是，她在读了美国心理学家朱利安·杰尼斯的一本书《二分心智的崩塌：人类意识的起源》之后，从书中得知在公元前 1300 年之前，幻听被看作是决策的正常依据，她感觉十分欣慰。根据杰尼斯的描述，公元前 1300 年之后，听到声音的经验逐渐失传，取而代之的是我们当代称为意识的状态。该女士开始相信自己是古希腊人的后裔，而不是一名精神分裂症患者，这种信念大大地减少了她对幻听的恐惧。

罗默觉得，这位女士或许能够与其他幻听患者进行有效的交流，于是说服她参加了一个受欢迎的电视节目。该节目播出后，有 450 名幻听患者与罗默联系。令其惊讶的是，有约三分之一患者并没有感受到幻听的困扰，而且很多人拒绝接受精神病治疗。他将这些"健康"的幻听者与精神病患者进行比较后发现，二者主要的区别在于，前者相信自己比听到的声音更强大，而后者却相信他们听到的声音是无所不能的、有威胁的。罗默最后得出结论，使患者感到痛苦的通常不是幻听本身，而是患者对所听到声音的消极解释。

同样地，精神病性症状中的偏执可能源自患者自尊方面出了问题，被害妄想可能是由患者无法有效地防御消极的自我感受所引起的。

# 这样的康复并不是偶然的

## 一、剧情回眸

1944 年，里约热内卢的国家精神疾病中心，尼斯医生回到此地就职，当时医院正在举办一个精神疾病学术会议。精神病院的数位医生分别向大家展示了当时对于精神疾病的治疗：包括葡萄牙伊格斯莫尼桑发明并获得诺贝尔医学奖的额叶切除术（后美国沃尔特·弗里曼医生使用冰锥从患者眼眶进入破坏额叶）和电休克疗法（当时该方法被应用于治疗紧张型精神分裂症）。在会议上，医生挑选了一个名叫费尔南多的患者（患有精神分裂症而对所有治疗都抗拒），向大家演示了电休克疗法是怎样进行的，并表示该疗法可以让患者的抗拒消失……

"我不相信通过暴力可以治愈病人，我不能这么做"，尼斯在会议结束后向精神疾病中心的院长说，院长表示"科学一直在发展，施行额叶切除术治疗效率高"。由于尼斯坚决反对使用电休克疗法，她只能无奈地去了精神疾病中心的职业治疗部。在当时的环境下，职业治疗部是由护士运营的且无人重视的部门，业内对职业治疗部的印象就是给病人找乐子的地方，有很多医院不愿意花钱去维持这样的部门。

尼斯在职业治疗部花了一段时间去观察病人的言语及行为，并开始反复思考应该用什么样的方式去帮助他们。一开始的接触并不顺利，尼斯甚至被一个突发冲动的病人阿德莲娜攻击，但尼斯仍希望能将他们带到病房外面，而不是每天只待在病床上。

在画家阿米尔的帮助下，尼斯在职业治疗部成立了一个绘画工作室，把那些长期接受治疗且效果欠佳的病人带到了职业治疗部。在尼斯和阿米尔的启发下，他们开始自由地用画笔在纸上作画。尼斯整理了他们的画，在一开始，病人的画多以一些凌乱的线条为主；慢慢地，在职业治疗部友好的环境影响下，作品中的几何图形越来越多，尤其是完美的圆形图案。他们通过画笔表达自己的内心，同样地，通过绘画，他们的病情也有所好转。

尼斯给荣格写信告诉他在里约热内卢精神疾病中心的职业治疗部有一间画室，病人可以在此自由发挥作画，没人提供建议，没人展示模型，病人的画作中有类似于曼陀罗形状的图案，这是由他们自行创作的，他们的画作所展示的原始形象，对精神分析具有实践性。他们将自己的潜意识通过画作表现出来。

卡利尼奥斯入院时，他说：他在房间镜子的反光里，看到了上帝，他想让每个人都能看到他所看到的东西。在很多东方的宗教中，金色的花朵就代表着上帝。卡利尼奥斯画的第一幅画，就是充满明亮颜色的金色花朵。尼斯想起了荣格心理学中的话：精神病人和其他所有生命体一样，都具有重组和自愈的潜能，这种能力通过圆形图案表现出来。因此，尼斯得出的结论是，他重组的能力是通过他神秘的一面表现出来的。

拉斐尔，在他的父亲遗弃家庭之后，14岁就开始工作，后来出现幻觉、看到模糊的人影，受此困扰并失去控制。拉斐尔的母亲提供了他得病之前的画作，他是个插画师，还得过奖。但现在他只能画出一些潦草的图案。在职业治疗部的时候，在尼斯和玛尔塔（后来加入的绘画家）的帮助下，他重新开始绘画，随着疾病的好转，他的画也越来越完整。

俄麦戈迪奥，曾经是海军部队的机械师，后来他被诊断为不可治愈的精神疾病，已住院治疗20多年，他慢慢地开始接触绘画，他说，我不是画家，我是个工人，但我在此地，我开始绘画。随着在职业治疗部的治疗，他的家人看到了他的病情好转，决定将其接回家里一起生活。

费尔南多，他的画作组合起来就是在他八九岁时每周都和母亲去的老房子，他喜欢在房子里听音乐，和老板的女儿一起，后来老板的女儿结婚了，他开始出现精神病性症状。而现在，费尔南多通过绘画诉说着他的生活故事。

尼斯和病人们还曾养过许多的宠物，以狗为主。尼斯称动物是协同治疗师，能触发人的情感。但院方不但不支持尼斯的行为，还故意把狗全部毒死。这使病人们一度出现精神崩溃。

尼斯的丈夫马里奥在看到病人的很多作品后建议她将其展示出来，这并不仅仅是实践研究，对医疗和科研都是有帮助的，还能为精神疾病的治疗带来新的变革。一位欧洲有名的艺术家看到这些画作时感叹道，"艺术强大的功能是无意识的暴露""想不到最伟大的艺术品居然产生于精神病院里"……

## 二、剧情解读

这是电影《尼斯：疯狂的心》里讲的故事。

影片中的康复方法靠谱吗？这是见仁见智的问题，到现在还处于争论之中。

分析性心理学家荣格晚年时说道："五十多年来，通过实践经验，我确信的是，精神分裂性障碍可以通过心理学的方法得到治疗和痊愈。我发现，就治疗来说，精神分裂的病人和神经症的病人没有什么不同。他也有同样的情结、同样的领悟和同样的需要，而只是对他自己的（心理）基础没有神经症者那样的确定性。"（《荣格自传》）

影片也是这样展现的：有一万种方式可以为你的生命做点事，并追随你的时间。忠于自己的生命，并为之而战。我们想让那些被视为垃圾、无法适应正常生活的人，恢复健康，甚至拥有比之前更丰富的生命。就像卡利尼奥斯反复说的：种子被当作垃圾是人为的，种子是用来种的。你可以将其当作垃圾扔掉，但如果你愿意将一颗种子当作生命种植，你就会得到一棵参天大树。

在其他精神科医生强调治愈率时，尼斯说自己并不知道使用这些艺术方法的治愈率是多少，也不知道是否能治愈，但她知道病人在好转。

我们在影片中也看到，那些被"治愈"的病人，在许多时候会从暴力、冲动的一端走向"听话""没脾气"的一端，但丧失了属于人的情感和选择，更不要说创造力了。

影片告诉我们，绘画、雕塑、养动物这些方法虽然有悖于"科学"和"医学"，但它们忠实于生命的本源，能让患者内在的分裂人格得到整合（就如影片中提到的"曼陀罗"），使他们的创造力得到释放。

## 三、延伸与思考

### （一）重视精神病的"另类"治疗

全球著名的临床心理学家理查德·本托尔曾经在《医治心病：精神病治疗为什么失败》中讲述了自己治疗一例重度精神病患者的经过。

……彼得的精神病医师在最初的转介信上提到，尽管彼得已经接受了10年的药物治疗，但他的幻听症状依然如故，于是我询问其是否可以试一试采用认知行为疗法来进行心理治疗。过去，心理治疗对于重度精神病患者的作用颇受怀疑，但近期的研究表明，认知行为疗法有时可以帮助彼得这样的患者。在治疗的最初几个月里，我还是采用了常规的治疗方案，要求彼得随时记录幻听出现和消失的时间，尝试自己找出引发幻听的可能原因，并分析自己对幻听的认识与幻觉的反复出现存在怎样的关系。与许多幻听患者一样，彼得也认为那些声音是全知全能的、不可抗拒的，我尽力帮助他改变这种观念。彼得还因为别人能听到那些声音而责备自己，为此，我给他推荐了一种"行为实验"，即试着用录音机去记录那些声音。他总是很紧张，但他越是害怕幻听的出现，结果往往会更糟，为此，我教给他一些简单的放松方法。大约一年多后，我的治疗方法渐渐起作用了。彼得记录的幻听发生频率明显降低了。从最初每天都有幻听，到最后连续13天没有出现幻听。随着症状逐渐消除，彼得开始考虑未来的生活，他想参加志愿者工作，并搬到一个更和睦的社区居住，为此，他还跟我进行了讨论。

看到彼得的病情逐渐好转，我着手给他的精神病医生写出院证明，也想借此吹嘘一番我们取得的成绩。可正当此时，彼得的症状却出人意料地再次恶化了。在治疗计划最后阶段的一次会面时，彼得告诉我那种声音又出现了，刚刚过去的两个晚上都没有睡着；说话时，他的眼神飘忽不定，显得焦虑不安且充满恐惧。当会谈结束他要离开时，我看到他在门口紧张地四处观望良久，才鼓起勇气走上大街。我立刻打电话给他的社区精神科护士，一个热情而乐于助人的女士，她很快就赶到彼得的新住所来探望，试图让彼得平静下来。但她的努力未能奏效。几天后，彼得再次接受强化治疗……

经询问，彼得突然复发的原因很快就弄清楚了。原来，前一阶段治疗进展顺利，让他以为治疗已经大功告成，故未告知治疗小组的任何人，他就突然停止了服药。可即便是在他情况最好的时候，搬家带来的焦虑对他来说还是难以承受的。在住院期间，我不可能对他进行任何专门的心理治疗。好在通过重新服药，几周后他就出院了，我的心理治疗也得以继续。

尽管如此，我也知道治疗不可能会无限期进行下去。所以近期我尝试了一种新的治疗方法，其灵感来自佛教的冥想技术。有证据表明，这种技术对那些使用传统心理治疗无能为力的患者是有效的。我要求彼得每天抽出一小段时间静坐，把注意力集中于自己的呼吸，并留意自己的意念何时出现飘移。许多人感觉这种练习能够帮助自己摆脱痛苦和固执的念头。为了帮助彼得应付幻听带来的恐惧，我要求他在练习开始前反复对自己说这句话："让他出去，让他出去。"经过几个月的治疗，彼得幻听的频率再次下降，到现在已有很多日子没发生了。

如果进一步翻阅精神医学和心理学的著作，诸如此类的案例还有许多。

例如，美国催眠大师艾瑞克森治疗过几个"耶稣"。某个精神病院的一个病房里住着三个"耶稣"，他们相安无事，但都坚信自己是真耶稣而对方是疯子。艾瑞克森让两个"耶稣"辩论谁是真的，而让另一个旁观。一个月后，旁观者"耶稣"终于明白，自己自以为是耶稣的逻辑，和那两个人是一回事，结果他消除了妄想，出院了。他还治疗过另一个"耶稣"，那是一个孤独的"耶稣"，不能和任何人相处。艾瑞克森问他："你会木工吧？""耶稣"回答说："当然，谁都知道耶稣会木工。""好吧，"艾瑞克森请求说，"医院里有很多地方需要你的手艺，出来干活吧。"在干活中，他和人构建了关系，其妄想症状也逐渐得以控制。

我也曾经在精神卫生科临床做精神检查时让恢复得相对较好的精神分裂者坐在一旁观察，其结果是很多这类患者能发现其他患者症状的不合理性和夸张成分。具有这种发现能力的患者康复的概率也更大。

随着精神医学和心理学研究的不断取得的进展，迄今为止，至少有 7 种心理治疗方法，经过随机对照实验验证，对精神分裂症的治疗和康复有很好的作用，它们分别是：社交技能训练、认知 - 行为治疗、确认性社区治疗、家庭心理教育、支持性就业、社会学习 / 代币经济项目、认知修复。

（二）艺术、创造力与精神病

荣格发现，每一个富有创造力的人都是一个二元性的个体，或者是一个矛盾特性综合的统一体。他一方面是一个有着个人生活的普通人，另一方面又是一个非个人的创造过程。作为普通人，他可以是健康的或者是病态的，他的个人心理状态能够并且应该从个性方面来解释。然而，他只有在自己的创造性成就面前才能被当作艺术家来理解。

从某种程度上可以说，艺术是一种内在的动力，它抓住一个人，并使他成为它的工具。艺术家不是一个拥有自由意志、追求实现个人目的的人，而是一个让艺术通过他来实现艺术目的的人。作为一个普通人，他可以有个人的情绪、意志和目标，但是作为一个艺术家，从一个比较高的意义上讲，他是一个"集体人"，是人类无意识精神生活的媒介物和塑造者。这就是艺术家的使命，这个使命有时是如此地艰难，以至于他不得不牺牲个人的幸福，以及使普通人的生活具有意义的一切事情。其实，伟大的科学家的人生也是这样的。

如此，我们就容易理解上述影片中的"精神病"现象：艺术家在用自己的"精神病"状态为创造激情的神圣才能付出了巨大的代价。用《12只猴子》中的话说就是，"他的行为是用自己造成的痛苦，来代替战争带来的痛苦"。用K.G.卡鲁斯的话说就是，"天才出现的方式很奇怪，因为，对他生命中的全部自由和他思想中的全部明确性来说，他作为一个人的最引人注目的地方在于他处处受到无意识——他心中的神秘的上帝的包围和诱惑，所以各种想法如潮水般涌向他——他不知道其根源，他被迫去工作、去创造——他不知道其尽头，他被持续生长和发展的推动力所控制——他也不知道其方向"。（《精神》）

荣格还发现，这种创作冲动使他的人性消耗如此之多，以至于个性的自我只能存在于一个原始的、低等的水平，而且被迫形成了各种不良品行——残忍、自私（自恋）、虚荣及其他婴儿般的特征。这些低级的特征是唯一使他保持生命力并防止自身枯竭的方法。某些艺术家的自恋就像那些私生子或者缺少爱的孩子，这些孩子从小就养成了不良习气，以保护自己免受没有爱的环境造成的毁灭性的影响。

可以这么说，艺术家把自己全身心地投入集体精神的创造之中，深入治疗和补救的层次。如此，我们在用抗精神病药、电休克和外科手术治疗他们的"精神病"的同时，也在扼杀他们的创造力。

# 精神障碍者需要被"正常化"地对待

前文提到的影片《12只猴子》《美丽心灵》《尼斯：疯狂的心》都强调了一个主题，即：在主流的药物治疗、物理治疗、手术治疗之外，我们首先需要做的是不能妖魔化精神障碍者；其次，如果有可能，尽量把精神障碍的疗愈问题回归生活／人生问题，"正常化"地对待他们。杰罗姆的案例也是如此，据《存在心理学：一种整合的临床观》中记载：

杰罗姆是一个20岁的男人，他是由当地医院的一位精神病医生推荐给莱茵治疗的患者。当时，莱恩所在的波特兰德路医院倾向于接收较困难的案例，由于某种原因，莱茵特别关注这个特殊小伙子的前景。

他不知道为什么，但是，杰罗姆已经养成了一个与他家人——妈妈、爸爸和妹妹——分开的不可抗拒的习惯，他进入自己的卧室并把自己关在里面。当他拒绝出门时，他的父母一开始诱骗他，之后就变得很恼火并威胁他。最后，过了几天，他们为他请了一个精神科医生。他被强行搬离他的房间，并且被救护车带到医院监禁起来。杰罗姆始终都说，他不知道自己为什么会有这样的举止。他只是觉得自己不得不这样做。

经过那位精神病医生诊断，杰罗姆患有抑郁症特征的紧张型精神分裂症。医生对他实施了电休克治疗，他很快就康复了，变成正常、友好和合作的人。可是他回家六个月后，又出现了那种症状。他退缩—住院—电击，然后康复。杰罗姆还是不明白为什么他会有那样的举止，但是每次更加延长时间的"治疗"过程都对他有某种作用。

那位精神病医生打电话给莱茵，因为他在这家医院的同事已经厌烦了杰罗姆，并且发誓，一旦他第四次住院的话，"他就不能离开了"。现在，这是第四个这样的时期了，还处在最早期阶段。这次，当他的父母恳求杰罗姆走出他的房间时，他说可以，但有一个条件，莱茵肯见他。

因为他曾读过莱茵的著作《分裂的自我》，所以他觉得莱茵是他唯一信任的精神病医生。因此，医院的这位精神病医生——他是少数非常赞同莱茵的治疗理念的人之一——决定代表杰罗姆进行干预……

杰罗姆一搬到医院，就去了他的房间并留在那里了。因为他在那里有一个属于自己的房间，所以没有人看得见他。对于这里的人来说，拒食和拒绝结交朋友并不是不正常的。但是，像杰罗姆这样把自己隔绝起来的做法却是非常极端的，甚至没有人看到他因半夜想要吃东西而溜下楼，也没有人看到他洗澡。我们开始变得警觉了。很明显，他没有吃任何东西，他只是把床当浴缸——他拒绝离开这张床。

杰罗姆不愿意讲他的行为潜在的动机，也不承认他的退缩是一种需要被理解的症状。他只是服从他的体验，我们也被迫服从我们的体验——关于他的体验。只要我们给他拿来，他就同意吃谷类食品，以免挨饿。他因大小便失禁而引起的恶臭并没有使他感到烦扰，如果这影响到我们的话，那就是我们的问题了。他成为每晚餐桌上谈论的话题。"我们打算对他做些什么呢？"具有讽刺意味的是，他反而把我们置于医院之中了。我们关注他的健康、他的饮食及他可能会有的褥疮。他的体重也急速下降。我们要么不得不告诉他出去走走——实际上，是让他多动动，要么尊重他的异乎寻常的要求。莱茵关注的是，如果他有了褥疮，不管怎样他都得去治疗了。对他来说，营养品是绝对不可以缺少的。但是，他甚至不能将谷物咽下去，而且通常会将其他食物都呕吐出来。这加重了他大小便的恶臭味……

杰罗姆的体重继续下降。他已经处于生病的边缘了。现在都六个月了，我们正处于危机的边缘。在整个过程中，杰罗姆都拒绝与任何人以有意义的方式进行对话。他极度讨厌我们帮他清洗和让他吃东西……

我不知道怎样做，也不知道为什么，但是随着时间的流逝，杰罗姆的情况及其解决办法变得不那么急迫了。顺其自然，其他事情也一直都发生着。很可能是因为杰罗姆住在我的房间，我比大多数人更关心这样的日子什么时候是尽头。我们渴望收回自己的房间。但是一个月又一个月过去了，而且我也记不清时间了。甚至也没有人注意到一年半（十八个月）已经过去了。我们已经习惯了他对同居生活的古怪定义，也习惯了惯常的洗澡、换亚麻布的床单及碗中的谷类食物和小曲调，以至于我们几乎没有注意到，那天晚上，那个第十八个月的夜晚，杰罗姆下楼去使用卫生间。他冲了抽水马桶后，从门缝里说了声"嗨"，就又回到了楼上。我们一开始并没有注意到，但是，当我意识到了所发生的事情时，我差点窒息。

一个小时过后，杰罗姆又来到楼下说他饿了，开始结束他的异常的禁食行为——这让他瘦到了90磅。这是我们从未见过的杰罗姆：健谈、自然、害羞但又老练。我们在自己身上拧了一下，不知道他这样会持续多久。但是，第二天杰罗姆穿好衣服，也打扫他的（我们的）房间。他显然开始了一种新的转变。他不再做他曾经需要做的任何事情，不再待在床上、远离世界，不再致力于上帝才知道究竟是什么样的静修。诚然，我们想要知道的是："杰罗姆，那段时间你自己究竟在做什么？是什么让你最后走出了你的系统呢？"

我们并不真正期待他的回答。我们不相信杰罗姆自己会知道。当他告诉我们，那段时间他不得不一直独自躺在床上，就是为了让自己感到健全时，你可以想象我们是多么震惊。可能你不相信，但这毕竟是真的。杰罗姆说他不得不数数到100万，然后再回到1，其目的只是为了"自由"。这就是他四年来一直想要做的，每次他都退缩。没有人允许他这样做……

与《尼斯：疯狂的心》中的许多精神分裂者一样，案例中的杰罗姆反复地出现"退化"现象。在传统精神病学中，这种类型的分裂症相对来说比较难以治疗。但在荣格的分析性心理中，出现"退化"现象并不总是坏事，许多富有创造力的人在进行伟大的创造之前会出现一段时期的"退化"现象。

我们在长期的精神卫生科临床中也体验到，精神障碍的发生除与基因、大脑的病变有关外，还与患者的成长、创伤和环境等亲历经验有关，如果能在主流的精神科药物治疗之外融入正念、艺术等"另类"方法，改变患者对待精神病性症状的方式及生活的模式，对促进精神障碍者的康复、恢复其对生活的感受性是有意义的。

下面通过曾经的治疗案例《丑小鸭的回家》给本章做个总结：

接近傍晚的阳光通过镂空的雕花窗棂，洒在正在静坐的小敏身上，如同一幅画卷，四周充满着淡淡的檀木香。

一套紫砂茶具摆放在桌子中央，娜娜正在娴熟地煮着茶，空气中飘散着茶香，乍一闻，清新的气息，让人瞬时神清气爽。

半小时的正念练习已结束，娜娜望向正在舒展身体的小敏说："时间刚好，喝杯茶再走。"

"你不说我也要讨这杯茶喝。"小敏边说边做出一副很沉醉享受的样子（闭着眼睛感受着空气中的茶香）。她快步走到桌前很随意地坐下，端起茶杯开始浅酌慢品起来。这时的小敏让人不禁想起徐志摩的一首诗："最是那一低头的温柔，像一朵水莲花不胜凉风的娇羞。"可谁又知五年前的她如同一只丑小鸭，更有谁知她是一位精神分裂症患者。

原来，在五年前的一个秋天，身为正念治疗师的娜娜刚给××的员工做完培训，在走出写字楼的大门时，她看到门外围着一群人，走近一看，原来是一位二十八九岁的姑娘在那儿手舞足蹈地挣扎着，神情很是崩溃，嘴里念叨着："你们走开！""我知道你们是假的，别再跟着我了！"

这样的场景对于精神科医生出身的娜娜来说再熟悉不过了。这时，一辆120车在人群外停下，从车上走下来一位妇人，神情焦急地跑向那个姑娘，然后抱着她说："小敏，我是妈妈，我是妈妈。"这句话如同发生催眠的效果，小敏像是犯了错的小女孩似的一下子变得很安静，耷拉着头，跟着母亲走向120车。

跟随妇人一起下车的还有一位老者，身穿整洁的白大褂，神采奕奕，无意中望向娜娜，神情略显惊喜，又遗憾地向其点点头。说起娜娜，原来是老者的得意弟子，因不愿拘束于制度体系离开了医院。

原以为这只是娜娜人生当中不起眼的风景，谁知两个月后娜娜接到老者的电话，希望她能帮小敏做进一步治疗。原来小敏是一位作家，一位武侠小说界的后起之秀。看起来年纪轻轻的女武侠作家，竟有"行云流水，平中见奇"的文笔之称，颇有金庸小说之意境，但又独树一帜。

四年前，小敏出现言行异常：经常对着空气说笑，感觉像是有隐形的朋友在陪着她聊天；抑或是做事小心翼翼，并告诫家人有人在监视她，不能大声说话，甚至一个人躲在房间里，还把窗帘拉上，分辨不出昼夜……最终被母亲带到医院由娜娜的恩师诊治。在诊治的过程中，老者发现小敏的发病时间更早，早到上大学期间。由于大家庭里重男轻女的思想较严重，小敏自生下来就不受长辈们的待见，加之自幼文理偏科严重，经常受到堂兄弟姐妹的嘲笑捉弄，到了学校也不知道怎样与人交往，经常一个人独处。庆幸的是，小敏遇到了小米，小米是个活泼开朗的女孩儿，整天没心没肺的，而且经常有些天马行空的想法。尽管小米学的专业是建筑学，但因为她一直比较喜欢文学，有空就会陪同小敏一起上文学课。在大学期间，小敏的很多写作灵感都是来源于小米，然而事实上小米并不存在，这让小敏无法接受，犹如进入地狱一般。正如老者所说："精神分裂症患者是分不清楚什么是真的、什么是假的。想象一下，如果你突然间意识到那些对你很重要的地方、人，甚至那些最珍贵的时刻，他们没有离去，没有消失。但，更糟糕的是，他们从来没有出现过……"

由于小敏的症状较顽固，在老者的安排下，她进行了八次 MECT 治疗（一种治疗精神疾病的方法），可是小米及其他人仍然存在。由于规律服用新型抗精神病药物，目前小敏能分辨出他们是幻觉，是假的，但社会功能恢复不佳，无法集中注意力、无法思考，更无法写作。

一周后，娜娜见到了小敏，感觉她犹如一只丑小鸭，自卑、呆滞，让人无法想象她原本是位作家，一位写武侠小说的作家。联想到两个月前见到她的那一幕，娜娜认为用"一个人的武林"来形容她最为贴切。

最后，娜娜只是简单地说了句："接下来的半年，你将在我这里体验生活。"

就这样，小敏在娜娜那里过起了田园生活：或是挽起裤管、踩着泥在田里插秧；或是戴着斗笠、抢着锄头在地里除草；或是带着渔具到池塘捉鱼；或是背着竹篓于山间采茶；或是坐在桌前煮茶、喝茶……自娱自乐，好不快活，但是有件事必须要做：每天进行半小时的正念练习。

半年的时间转瞬即逝，小敏不仅领略到无数水墨画般的风景，还学会了与幻觉和平共处。用小敏的话说："每个人都会被过去所缠绕，只是我已经习惯不理会他们了。""小米曾经一直是我的好朋友，最好的朋友，但我必须跟她说再见，哪怕她可能永远不会消失。"

如今的小敏又开始了写作，文章中的武侠谱不仅写出了众生相，还令人荡气回肠。她在这四五年的时间里养成了一个习惯，没事就到亦师亦友的娜娜那里坐一坐，喝喝茶。虽说正念早已融入骨子里，用她自己的话说"当我吃饭的时候只管吃，当我走路的时候只管走"，可是到了娜娜那里会让她感到身心特别地舒畅。她曾打趣地说自己是"丑小鸭找着家了"。

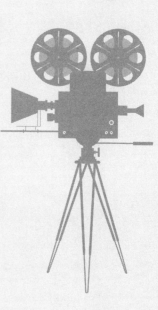

# 第二章
# 行为障碍与自我否定性压抑

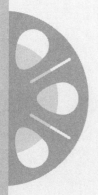

没有一个人是住在客观的世界里的，我们都居住在一个各自赋予其意义的主观的世界。

——阿尔弗雷德·阿德勒

俗语说，"人往高处走，水往低处流"。可是，有些天才就是"喜欢"自甘堕落；有人就是"喜欢"生活在一种固定的模式里，不厌其烦一遍又一遍地清洗和整理；还有人……

人们常说，"表里如一"是人的美德。然而，有人明明内心喜欢对方，却在言行上不断激惹对方；有人明明内在充满力量，可行为上却表现出自己是无法胜任的；还有人……

原来，这种矛盾现象在很大程度上是由于"自我否定性压抑"在作怪。所谓"自我否定性压抑"，即个体企图把自认为邪恶的，至少是不应该的欲望，从根本上消灭。

本章通过对电影《心灵捕手》《计划男》《国王的演讲》的解读，结合心理分析的理论和临床心理治疗的理念，告诉大家一种事实——在心理医生看来，"表里不一"是常态。

## 真正的懂是"情感性领悟"

### 一、剧情回眸

威尔先生长得很英俊，是个孤儿，曾经待过好几个寄宿家庭，童年过得并不愉快。本该是上大学读书的年龄，威尔却在大学里做清洁工，平时与同样是底层的朋友一起运动、酗酒、打架，可以说，他是一个十足的问题少年。

同时，威尔又是一位天才，一个可以记住任何一本书的天才，可以轻松解答出麻省理工学院教授都无法做出的数学题，让麻省理工学院教授自叹弗如。威尔有着过目不忘的本领，熟悉法律条文、历史事实等。在法庭上可以振振有词地为自己辩解；在酒吧里与自以为是的高材生唇枪舌剑，并赢得哈佛才女施凯兰的芳心。

有一次，威尔因为打架被抓，为了发掘他的数学才能，麻省理工学院的数学教授林保把他从少管所里保释出来，并充当他的监护人，负责给他安排心理治疗。面对林保教授请来的心理治疗师，威尔看似在配合，实则是在捉弄、挑衅，他先后戏弄并赶跑了五名心理医生。

同样地，在与心理医生尚恩的第一次会面中，威尔发挥一贯的风格——聪明而理性，好像自己是治疗师，而尚恩是被治疗者。他在尚恩的办公室里发现有很多书籍，其中不乏一些"垃圾书"，还有一张尚恩年轻时与几个退伍士兵的合照，最后他被墙上的一幅画所吸引，他说尚恩是"暴风雨中的港口"："天色昏暗，海浪撞击小船，桨就要断了；你吓坏了，迫切需要港口，你想要脱离其中。""你娶错了女人，发生了什么事，她抛弃了你？她是不是搞上了别的男人？"尚恩对此很生气，一把掐住威尔的脖子。最终，二人以威尔一句"时间到了"不欢而散。

不过，尚恩依然愿意与威尔见面，并发现威尔在处事和人际交往中停留在理性的思维层面而缺乏内在的情感体验。在第二次会面中，尚恩告诉威尔："你只是个孩子，你根本不晓得你在说什么。""如果我问你艺术，你可能会提出艺术书籍中的粗浅论调。有关米开朗琪罗，你知道的很多，他的政治抱负、他和教皇的关系、他的性取向及所有作品，你对他很清楚吧？但你不知道西斯廷教堂的气味，你从没站在那儿观赏美丽的天花板，可我见过。如果我问你关于女人的事，你或许会说出个人偏好的谬论，你可能和女人上过几次床，但你说不出躺在女人身旁醒来时那种很幸福的滋味……如果我问你战争，你会说莎士比亚的话'共赴战场，亲爱的朋友'。但你从没亲临战争，未试过把挚友的头拥入怀里，看着他吸着最后一口气，凝望着你，垂死向你求助……你不了解真正的失去，因为只有爱别人胜于自己才能体会。我怀疑你不敢那样爱人。看着你，我没看到聪明、自信，我看到的是一个内心充满恐惧的狂妄孩子。但是你是个天才，威尔！这是毋庸置疑的。没有人可以完全认识到你的深度。但你看了我的画就认定了解我，你把我的人生撕裂了。你是个孤儿，对吧？你想我会知道你的日子有多苦、你的感受、你是谁，是因为我看过《雾都孤儿》吗？……我不可能靠任何书籍认识你，除非你想谈自己，谈你是谁……但你不想这么做，你怕你会被说出来的话吓到。"说完话，尚恩就离开了，让威尔独自去体验。这一次，尚恩第一次撞响了威尔的心钟。

……

第六次会面时，威尔与尚恩分享在国家安全局面试的情况后，尚恩问："你感觉孤单吗？""你有心灵伴侣吗？""我是指能敞开你心扉，触动你心灵的人。"威尔有些受挫地说："我有……有很多……莎士比亚、尼采、福斯特、奥康纳、康德、洛克……"尚恩表示："他们都已经去世了，你无法和他们交谈，你不能回应他们。""如果你不踏出第一步，你绝不会有那种关系，因为你只看到负面的事。""不管你是否在为政府工作，但能随心所欲、不受束缚。你热爱什么？想要什么？""你真正想要做什么？"……

尚恩与威尔的交谈并不愉快，他认为威尔在逃避问题、浪费时间。威尔生气地反击："你的心灵伴侣在哪？""对，他妈的已经死了。你就不敢再为人生下赌注了。""有些人即便是输得很惨，但还是会下赌注的。"尚恩郑重地对威尔说："看着我，你想要什么？"威尔一下子呆住了。可以说，尚恩再一次撞响威尔的心钟。

第七次会面时，尚恩以第一人称来描述威尔的经历："我的父亲是个酒鬼，他喝醉回家就想打人。我激怒他以保护妈妈和弟弟，他若晚上带工具回来就精彩了。"威尔表现出一贯的理性与冷静，好像是在说别人似的，表示父亲通常用扳手揍他。威尔还与尚恩分析：这就是依附情结，害怕被遗弃，也是自己与施凯兰分手的原因。尚恩告诉威尔，虽然他对威尔的事情知道得不多，但档案记录的那些事都不是威尔的错。威尔一开始有些回避地说："我知道。"但尚恩反复诚恳地对他说："这不是你的错！"前三次，威尔均冷静地回答："我知道。"第四次，威尔看着尚恩的眼睛，他的防线彻底崩溃了，他扑到尚恩的身上，紧紧地抱着尚恩，像婴儿一样痛哭。

此后，尚恩告诫威尔："做自己真心想做的事，你就没事了！"威尔做了一段时间的工作，就开着朋友们重新组装的车去找心爱的女孩了（该女孩曾经因威尔的逃避而伤心地离开）。

## 二、剧情解读

这是电影《心灵捕手》中的故事。

影片告诉我们，无论是打架斗殴、法庭和酒吧中的辩论，还是与心理医生斗智斗勇，无不显示出威尔的"男子气"——酷、狠、准，威尔给人以理性、聪明、冷静、自信的印象。

然而，这些表现并没有瞒过心理医生尚恩的眼睛，他一针见血地对威尔说："你只是个孩子，你根本不晓得你在说什么。""看到你，我没有看到聪明、自信，我看到的是一个内心充满恐惧的狂妄孩子。"也就是说，威尔表面上的狂妄、聪明、自信，只不过是对某种痛苦情感的心理防御罢了；在他冷静的表面意识之下深埋着一座蓄势待发的"火山"。

同样地，当施凯兰要去斯坦福大学医学院继续深造，希望威尔和她一起去加利福尼亚州时，威尔拒绝了。施凯兰对威尔说："如果你不爱我就该告诉我，你如果不爱我，我会消失，不会再出现在你的世界里。"威尔立即回答道："我不爱你。"威尔反应的速度之快就像是条件反射。

为什么会这样呢？

原来，威尔小时候先是被父母抛弃，后来又有 4 次送人寄养，其中有 3 次被收养人严重虐待。这样，在他的潜意识中隐藏了一种担忧：如果到时施凯兰发现他的缺点怎么办？那时她就会因受不了而抛弃他。为了防御这种"被抛弃"的痛苦，威尔马上启动了"先下手为强"的机制，主动地抛弃别人。与别人打架斗殴、"秒杀一个高才生"也与此有关。

总之，威尔之所以自甘堕落和浪费才华，一个重要的原因是他要压抑内在对"被抛弃"的恐惧。

相应地，在治疗方面，心理医生尚恩只有在不断地触动这份被压抑的恐惧情感之后，才有可能让威尔得到疗愈。正如影片的最后所显示的，威尔前三次所回答的"我知道"都只是在理智上同意"这不是我的错"，但是在内心深处依然认同"这就是我的错"。只有第四次，他才真正地从情感层面体验到"这不是我的错"，这让疗愈成为可能。

### 三、延伸与思考

（一）"懂"具有层次性

电影《后会无期》中有一句台词："听过很多的道理，依然过不好这一生。"我们在精神卫生科也经常听到来访者说："医生，道理我都懂，就是做不到。"网上有个流传甚广的故事：

有只蝎子要过河，就去找青蛙，说："青蛙呀，发扬点助蝎为乐的精神好吗？载着我过河吧。"

青蛙说："少来，你万一蜇我怎么办？"

蝎子哈哈笑了，说："青蛙啊，心理不要那么阴暗嘛。你载我过河，我如果蜇了你，惹你发飙把我掀到河里，那我岂不是死定了？"

青蛙一想，也有道理，就让蝎子爬到它的背上，载着蝎子过河。到了河中间，就见蝎子竖起尾巴的毒刺，照青蛙的背上，吭哧就是一下。当场痛得青蛙呱一声，翻身一窜，把蝎子扔河里了。

愤怒的青蛙游到快要淹死的蝎子旁边，质问道："你脑子有毛病呀？蜇了我你就死定了，你怎么还蜇？"

蝎子回答道："道理我都懂。可就是按捺不住蜇你时带来的愉悦快感。追求快感，是我的天性啊。"

我们长期在精神卫生科工作，也经常听到来访者类似的说辞。例如："我知道他并不适合我，但我就是无法离开他。""我知道不能随便发脾气，但我就是控制不住。""我知道没必要担心，但我还是会忍不住地焦虑。""我知道香烟与酒给我的身体带来伤害，但我却无能为力。"

精神卫生科医生可能都遇到过下面的经历：在给焦虑、失眠、强迫症患者讲完"森田疗法""正念疗法"等理论和操作后，问他："能理解吗？"他往往会回答："医生，懂了！"可是，在下次复诊时，他依然如故地问："医生，我该怎么办呢？"

他们真的"懂"了吗？回答显然是否定的。为什么会这样呢？

从深度心理学的角度说，其可能的原因是：（1）他在意识层面可能"同意"了，但在潜意识层面却在"反抗"；（2）他在思想层面可能"知道"了，但在身体层面还"没有懂"；（3）他在理智层面可能"理解"了，但在情感层面还没"领悟"。也就是说，他的"懂"仅仅是止于"理解"，还没有达成"情感性领悟"。有精神卫生科工作经验的人都知道，这种"理解"许多时候是无效的。

换种说法就是，如果你没有达成"情感性领悟"，那么，即使你在理智层面上"知道"了，但你的内心其实相信的还是之前的那一套东西。我曾经问一位有强迫症的来访者："你把'禅疗四部曲'读完了吗？"她回答说："我都看了三遍了，有些地方都会背了。"我再问她："为何还没进入正念疗法的门呢？"显然，这位强迫症来访者的治疗一直停留在意识的表层，没有真正地"懂"。

精神分析理论认为，人类拥有理性，但问题在于，为我们做事情提供动力的并不是理性，而是情绪、情感、激情、憧憬等这些"感性"层面的要素。随着文明的进步，我们的理智越来越发达，而情感体验却越来越被忽视，这两个部分甚至时常会出现冲突或者脱节。用弗洛伊德的话说，这是文明时代必须付出的代价。

总之，道德说教对类似影片中的威尔这些个体不会有好的效果，单纯是思想上的"理解"并不是"真懂"，有时甚至是有害的。真正的"懂"是在个体理智层面和情感层面和谐基础上的"懂"。

（二）"眼泪"是疗愈的开始

影片中一直处于冷静状态的威尔在流下了"眼泪"之后，做了一段时间自己喜欢的工作，然后开着朋友们重新组装的车去找心仪的女孩了。

类似的场景出现在许多心理疗愈的电影中。例如，在影片《老大靠边闪》中也有一段对话。心理医生——本，问患有焦虑症的黑社会老大保罗："当时你点了什么菜，在你父亲去世的时候？"保罗的表情一下子变得慌乱，并表示自己不记得了。"真的吗？仔细想想。"保罗的表情渐渐地变得难过起来，他回想起了当时的情形，他一直都记得："父亲点了意大利面，我点了意大利饺子，菜还没有上桌，正在准备。我看到有一个人穿得像是餐厅里的服务员，但是他的裤子太好看了，我感觉这个人看起来不对劲，他走向了我们的餐桌，父亲并没有注意到，一路上我都盯着他，但是我并没有告诉父亲。父亲还在生气，为我的事，而我也在与他生气。然后他杀了我的父亲，妈妈开始尖叫。我本来可以救父亲的，我应该说点什么的，是我杀了他，我就看着他死，我什么都没做，连一句再见都没来得及说。"本安抚保罗："那就现在说吧，把你想说的都说出来。"保罗抱住了本："父亲，我很抱歉，对不起！爸爸，我没能救您。"保罗终于崩溃地大哭。此后，他开始了真正的疗愈之路。

存在主义心理学家欧文·亚隆的著作《叔本华的治疗》中的男主人公菲利普也是如此。他能言善辩，如果就理智层面来说，心理医生很可能是争辩不过他的。的确，该书中的心理医生朱利斯一直为没能帮助到菲利普而难受。不过，在团体治疗的最后，从来不知流泪是什么玩意的菲利普跑到角落啜泣，随后哭得很大声，"胸部用力起伏，好像喘不过气来，猛力摇头"。这时，朱利斯搂着菲利普的肩膀说："让眼泪流出来是好事，但我们必须回去。"自此，菲利普开始真正地得到了疗愈。

下文中《计划男》里的韩正硕先生也是如此，在他主动暴露被压抑的情感及在大众面前流泪忏悔之后，真正的疗愈才开始发生。

或许该影片中的内容存在夸张的成分，不过类似的治疗经历在我们精神卫生科不时会遇到。每当遇到"顽固"的访客，有时我会跟他开上一句玩笑："你花钱来心理科是做治疗的还是来辩论的？"

作者曾经治疗过一位来访者，他的情况与影片中的威尔及书中的菲利普类似。该来访者是一名41岁的男医生，他从小受到母亲溺爱而父亲对他要求严厉。自诉不管取得多好的成绩，父亲都不会肯定他。他是个天才，中学时多次获得全国性数理化竞赛的奖项，下象棋和唱歌的水平也不低。高考时因"雷同卷"问题而受罚，后来他改名之后又考了一次才上大学。他并不喜欢医学，但因为母亲长期患有心肺方面的慢性疾病而报考了医科大学。

他在医院的工作不顺利，自入院工作10余年以来一共待过5个科室，在之前4个科室待的时间最长的都没超过1年，在每个科室都与本科室主任发生过不愉快事件。目前在这个科室已待了10年，以上夜班为主，如果是安排他上白班，也会跟同事换到夜班，其理由是"自己平常事多"。他爱好炒股票，说自己能算出规律，基本上都是赚的；爱好计算机，对网络的要求比较高，有两个智能手机，一个用于工作，另一个用于生活；喜欢看电影，平时喜欢看喜剧片；还喜欢养鱼……

一年前，他刚晋升为副主任医师（同期入院的人基本上在 5 年前已完成晋升），八个月前岗位聘任时，因为得票数很低，被聘任三级岗位，而同科室的一个主治医师却被聘任二级岗位。此后，他因情绪激动、失眠而不断请病假。在家休息期间，每天炒股、养鱼、看喜剧电影、睡觉，在天气寒冷时还到河里或小溪里抓鱼，其年迈的母亲不放心就在后面跟着他。

朋友若打电话说到他家玩，他必须先跟朋友约定好：到时不能谈医院里的事，只能谈电影、股票、养鱼等内容，否则谢绝朋友造访。他开始尝试戒烟（以前戒过数次都没成功，同事给其准备好了戒烟药，但他每天仍保持 1 到 2 支的烟量，直至放弃戒烟），每天把大量的时间泡在戒烟的 QQ 群里，为自己最有毅力而自豪。半个月后，他又沉迷于练习毛笔字……

在进行心理咨询开始的几次，每当医生问他"情绪如何"，他都说"很好啊"或者"没事"；让他看完电影《碧海蓝天》和《时时刻刻》后进行讨论时，他说没什么感觉；让他做内观呼吸治疗和躯体扫描时，他多次以做不到来推托，当多次面质时，他承认是因为"害怕"。经过多次治疗之后，他告诉医生，有一次在做正念禅修时，头脑中突然跳出"我患了糖尿病和高血压，不久可能会死的""我对不起的人太多了""我一直在假装强大"……的想法，同时感受到了悲伤的情绪，流出了眼泪。

在此之后，他放下了他的"聪明"，认真地跟他的老婆、孩子过起了平淡而有诗意的日子。

# 愧疚感伤人最深

## 一、剧情回眸

韩正硕先生是一个呆呆的、古怪的年轻人，他的生活好比是分秒不差的钟，每天按照指针起床、洗漱、吃饭、睡觉……有条不紊地进行一整天的工作生活。

他每天中午12点15分会准时来到便利店，他喜欢上了店长，因为店长像他一样，当看到货架上的货物没有摆齐时，会很自然地走过去一一整理好，然后喷上消毒剂。这时他俩会对视一下，会心一笑，一刹那，连空气都是彼此互相理解的甜甜的味道。

刘素晶小姐是便利店店长的妹妹，是一个大大咧咧、爱音乐的女孩，称呼韩正硕为大叔。有一天，姐姐有事外出，叫妹妹去店里帮忙照看。正当妹妹躲在一边吃零食时，听到一个男人一本正经地像背台词似的说了些表白姐姐的话，妹妹没憋住，跳出来惊讶地回应了一声，吓得大叔往后一退，还碰倒了一片货架，几秒钟内，店里就像遭遇了抢劫，大叔惊慌失措地冲了出去，还把日记本落在了柜台上，刘素晶追出去喊他也喊不住。

为什么他会这么紧张呢？刘素晶很是纳闷……出于无聊，刘素晶在店里翻开了那本日记，100天，3个多月呐，没想到这怪大叔心思还这么细腻，记录了姐姐的很多习惯，连家里人都没有他了解得这么清楚呢！

好奇心牵引着妹妹一页接一页地翻看：她的指甲从没长长过，她的头发从没有露出过一根，她所有的东西都排列得很整齐，她的一切都是那么地美妙，对比那不卫生、充满细菌的脏污不堪的世界，她就像是清静区域、无菌室一样的存在，也是唯一能够理解我的人。因为，我会忍不了脏而默默地去清理同事散落在桌上的零食碎末；难以直视吃饭时满嘴的食物还唧唧呱呱的人；有人咳嗽后经过我身边得要用消毒剂喷一喷……以至于同事打心底里将我列入"古怪剩男"的行列。

这一边，大叔要上班了，可有同事却发现他心不在焉，不像往日里的他，只见他拿着笔在纸上涂画着，一张白纸上布满了大小一致的黑白格，他的嘴里还不停地念叨着"这不在我的计划之内"。对！他的生活计划被打乱了，像是失去了平衡，内心极度不舒服。啊！日记本还在店里呢！

终于，韩正硕在酒吧里找到了拿走他日记本的女孩刘素晶，也被这里的环境给吓到了，他听到了那个女孩正在唱着：

必须要设定闹铃　必须要做好计划

为了做完美的告白给完美的她

必须要设定闹铃　必须要做好计划

为了如此与我相似的唯一的她

像我　像他　像她一样　孤单的你

像狗　像牛　像鸡一样　像阿狗阿牛一样孤单的你

这时，韩正硕被女孩在大庭广众下指认出来，真是既气愤又难堪，赶紧离开酒吧。可是，女孩追了出来，并拉了一下他的袖子，大叔更是惊慌了，从女孩手中拿回日记本并迅速从背包里拿出一瓶消毒剂把日记本前前后后喷个遍，他的这个举动可把女孩惊着了。

当然，在酒吧女孩的帮助下，大叔和女孩姐姐智媛还是见上了一面。在智媛小姐的建议下，大叔终于鼓起勇气预约了心理医生。有一次，在团体治疗的过程中，由于一个胖汉过于激动，一把抱住大叔，使大叔变得十分紧张、害怕，然后立马狂奔去洗衣店进行清洁。

刘素晶要求大叔跟她"一起做乐队"。刘素晶说："至少玩乐队才是大改变吧。"见大叔没反应就顺势说了一句："姐，这男的不怎么样。"大叔为了自己爱慕的女子立即改口答应了组建乐队。

从便利店出来后，大叔提出组建乐队的条件，需要刘素晶帮助他克服四个问题。他不顾"不要喂食流浪猫"的警告，喂好小猫后还与顺手揭下纸条的刘素晶击拳表示成交。刘素晶拿走了大叔的手表。"这样就解决了第一条——做任何事都要设定闹铃，也不可用手机等规定时间"，说完她就酷酷地离开了。

没有闹钟，大叔第一次上班迟到。然而，他到了办公室，同事们却为他8年来第一次迟到而拍手。他到便利店要刘素晶归还手表时被拒绝了，"大叔，你就再忍忍看嘛，一个人想要改变本来就是最困难的事情，如果很容易就能改变的话那就不是人了，是变形怪物"，随后，她请大叔试着到音乐中去。

没多久，不幸的事发生了，有人在电视上认出了大叔就是小时候的数字记忆天才，8岁时IQ超过200，大脑瞬间的活动量是成人的20倍，能记住圆周率后面几千位的数字。他们全力收集关于大叔的生活材料，准备再次在电视上曝光，以雪前耻。大叔为此感到非常痛苦，但又无处可逃。

原来，韩正硕小时候的名字叫振宇。他的母亲很温柔，做事很认真，会把每一件衣服熨平整后再叠好，每天什么时间点做什么事情都有一个饼状图。由于振宇小时候的记忆力很强，有希望被国家送到美国去学习，但他的内心并不想离开父母。在一次参加面向观众的电视记忆表演活动中，振宇故意说谎和犯错，导致其活动的主办方很尴尬，其母亲为此被指责并意外地跌下楼梯当场死亡。自此，振宇活在了深深的内疚之中，他躲起来生活，"怪异"的强迫行为也开始伴随他的生活了……

## 二、剧情解读

这是电影《计划男》里的故事。

从现代精神病学的临床诊断标准看，影片中的韩正硕先生患有严重的强迫症，其集中表现为洁癖和整理狂，每天只做计划中的事情。当有人破坏这种既定的安排时，他就会非常紧张，甚至发狂般激动；当那不整洁的胖汉突然抱住他时，他变得十分紧张、害怕，立马狂奔到洗衣店进行清洁；他喜欢将所有的东西都摆得整整齐齐，他的生活总是循规蹈矩地进行着；韩正硕就像极其精准的原子钟，分秒不差。

为了能让店长智媛小姐喜欢上自己，他在与刘素晶小姐交往的过程中，不仅自己忍受着痛苦，做平常不敢做的事，还请刘素晶帮助他克服平时的怪异行为。这个过程充满着心理治疗中的脱敏、暴露等行为主义疗法，这对他改变强迫行为起到了一定的作用。

在团体心理治疗过程中，当韩正硕有勇气谈论自己的母亲，谈论自己小时候说谎和无意中犯的错，当他开始像电影《心灵捕手》中的威尔流泪、深情地表达自己的愧疚感时，真正的疗愈发生了。在讲述的过程中，韩正硕先生涕泪俱下："妈妈，韩正硕对不起您。妈妈，我以后会剪干净指甲，也不会弄脏衣服，不去碰脏东西，桌子也会好好整理干净的，也会好好听妈妈的话。妈妈，您让我做的事，我都会好好做的。妈妈，是我错了，所以请您回来……"

这时心理医生喊着韩正硕的小名，拍着他的肩膀说："振宇，这不是你的错，没关系，振宇。"

韩正硕说："我一个人去美国，感到害怕，当时只有 8 岁的我，没有其他办法""对不起，妈妈""我是不想和您分开，我不想离开您，所以……"

心理医生接着说："不是，是妈妈不好，是妈妈对不起你，不理解振宇的心，那段时间让你受苦了。"

……

不知不觉地，韩正硕对原来困扰他的那些问题不那么在意了，并向刘素晶表达了自己的爱，用他自己的话说就是："我有了喜欢的人，在这个充满细菌且脏污不堪的世界里，她是惟一能理解我的人。"

自此以后，计划男的人生有了幽默感。

**三、延伸与思考**

（一）强迫症状的"意义"

心理治疗的临床经验告诉我们，强迫症患者反复检查、确认、清洗等行为是"目的"，是为了缓解内在的焦虑和恐惧情绪。当然，就像影片中的韩正硕先生，他的这种强迫行为是需要付出代价的，如要忍受做事情没有效率、影响人际交往等等。

从深度心理学角度说，强迫症状只是表面现象，其背后往往存在着某种"意义"。就影片中的韩正硕先生的强迫行为而言，至少有三个方面的作用：一是让他碌碌无为，他的天才的特点就不至于被人发现，这样他也不用面对内心不想面对的人和事；二是他认为是自己的过错，造成了最亲爱的妈妈猝然离世。当他的强迫症状出现后，就可以用自己意识层面的日常痛苦来代替潜意识层面的内疚感，这样就无意识地起到了对自己的惩罚作用；三是刻板的行为是他内疚感的弥补，听妈妈的话，保持干净和好好做事。

（二）理解童年创伤

精神心理科医生尤其是做心理分析者往往比较重视患者的童年创伤问题。

影片中的韩正硕回忆道，当妈妈跟他说"去美国成为优秀的人，再光荣地回国"时，他告诉妈妈："我一个人去美国，感到害怕。"如果这时还无法得到家长的理解和帮助，就会出现"对当时只有 8 岁的我，没有其他办法"的说谎行为……进而一步一步地陷入深渊。自从妈妈的猝然离世开始，痛苦就成了伴随韩正硕成长的心头重石。

我们科室有一位患强迫症的女性来访者的情况也是如此。

该来访者，女，33 岁，已婚，育有一女，5 岁，大学毕业后从事软件方面的工作 7 年，目前从事物资管理工作 1 年。她患有反复思考伴有重复检查行为 5 年余，当时是孕期，又是第一次怀孕，万事都小心翼翼，就怕出现什么差池，她丈夫和朋友都建议其寻求心理咨询，但来访者认为这是孕妇都会存在的"通病"，没什么好看的，就一直未就诊。随着孩子的出生，再加上生活、工作比较忙，也就没觉得有什么痛苦了。

两年前工作量增加后，该来访者又出现了反复思考、检查的行为，经常在回家后仍然不停地想着工作上的事情。因为要做新程序推广，如果自己出错，那么程序推下去后就要全部更改，很麻烦，所以就不停地去验证，哪怕笔记上面记录好了检查的时间，但还是会去验证。这些行为已明显影响到她的日常工作，她的生活自然也就变得一团糟了。自此，温柔的妈妈变成了随时会有危险的可怕炸弹，她的孩子也变得很敏感，近半年来出现了不良行为（未经同意，多次拿幼儿园里小朋友的学习用品回家）。

她在一年前申请换岗到后勤管理部门，原本觉得这个工作会轻松点，不用那么小心翼翼，没想到还是一样。有一次在物资盘点上出了问题，使得公司损失了一笔钱，此后她极其担心，怕再次出错，因此每天在其他人下班后独自一人再检查一遍当天的物资情况。她本来可以 5 点正常下班，非要反复确认工作而拖到七八点才能回到家。

该来访者通过回忆成长经历、自我分析后，发现自己自幼受母亲的性格影响非常大。她的母亲是一个做事雷厉风行、对生活细节比较苛刻的人。在中学时代，身为生活委员的她在收班费时，把结果给统计错了，当时就有同学指责来访者，认为她不够称职。来访者觉得心里委屈，打电话告知母亲，结果是非但没有得到母亲的安慰、帮助，反而被她一个劲地说教，当时觉得自己不应该这么粗心大意，导致她以后做任何事情都很在意这样做好不好，会不会有问题……

（三）愧疚感伤人

从深度心理学角度说，影片中真正伤害韩正硕先生的是内心深处的愧疚感。

著名心理学家大卫·霍金斯（David R. Hawkins）分析了各类情感的能量等级，从最负面、伤身的情感，到最正面、滋润的情感。在所有情感里面，排得最低的不是愤怒、悲伤、恐惧，而是羞愧和内疚。也就是说，羞愧和内疚是伤人最深的不良情绪，其负面分数远远超过悲伤、愤怒和恐惧。

愧疚感伤人到底有多厉害？下面我们用一个故事来说明。

二战期间，一支部队在森林中与敌军发生激战，最后有两名士兵与部队失去了联系。他们在森林中艰难跋涉，互相鼓励和安慰。十多天过去了，他们仍未与部队联系上。幸运的是，他们打死了一只鹿，依靠鹿肉，又度过了几日。

也许是因为战争的原因，森林中的动物都四散奔逃或被杀光，除了那只鹿，他们再也没有看到任何动物。后来仅剩下的一点鹿肉，背在年龄较小的那位士兵身上。

一天，他们在森林中遇到了敌人，经过一番激战，两人巧妙地避开了敌人。就在他们自以为安全的时候，只听一声枪响，走在前面的年轻士兵中了一枪，幸运的是他仅仅肩膀受了伤，后面的战友惶恐地跑过来，害怕得语无伦次，抱着伙伴痛哭不止。晚上，未受伤的士兵一直念叨着母亲，两眼直直的。他们都以为自己的生命即将结束，身边的鹿肉也没有吃。谁也不知道那晚他们经历了怎样的心路历程。第二天，部队找到了他们。

事隔30年，那位受伤的士兵说："我知道是谁开的那一枪，就是我的战友，他去年去世了。在他抱住我的时候，我碰到他发热的枪管。但是当晚我原谅了他，我知道他是想独自占有鹿肉活下来，我也知道他活下来是为了他的母亲。此后30年，我装着根本不知道这件事，也从不提及。战争太残酷了，他的母亲还是没有等到他回家。战争结束后，我和他一起祭奠了老人家。他在母亲的遗像前跪下来，请求我的原谅。"

我们在临床中也不时会遇到因愧疚感而出现心理障碍的人。下面这两位来访者的病因就是如此。

第一位来访者，女，55岁，因心情不好、睡眠不好3年，加重3个月就诊。3年前，来访者因丈夫有外遇，两人经常发生争吵，她丈夫还因此多次殴打她，有一次将她打伤致住院，来访者为此非常伤心、难过，睡眠也开始不好。3个月前，她丈夫因胸痛到当地医院就诊，诊断其肺部有良性病变，在病程中3次住院，每次住院后，其症状都有所减轻，他又去打麻将，吸二手烟。后来她丈夫不放心，又到上海某专科医院就诊，被诊断为肺癌晚期。

来访者难以接受这样的结果，后悔没有更早一点儿带他去上海看病。有个邻居说："你不是没脑子的人，怎么会带他去××医院（当地小医院）看病呢？"来访者自己想想也是这个理，她丈夫平常是做泥水工的，工作很辛苦，现在他快没命了。新房子刚装修好，很漂亮，可他没这个福气享用了……现在她想起以前，就感到愧疚，"为什么就不能原谅他呢，肯定是因为经常吵架导致他没有好心情而患上绝症，真是对自己的报应"。现在，她难过的时候会胸闷、烧心、吃不下饭，什么事情都不想做，但是家务又不得不做，对丈夫还要强颜欢笑，她常常一个人跑到山上去哭，不想让别人知道。医生问她："如果丈夫的病好起来，你打算怎么生活？"她说："那我要好好对他，好好照顾他。""如果他继续搞外遇呢？""我也不管他了，反正我要好好对他……"

最近遇到的一位50来岁的女士也是如此。该女士3年前在跳广场舞时认识了一位男士，并对其产生好感（只是好感，没有实质性的暧昧关系），这件事貌似被儿媳妇知道了。该女士最近出现了抑郁情绪以及自杀念头，在诊室内，她显得异常痛苦，不断地忏悔，在家里也主动向丈夫和儿子"坦白""道歉"。服抗抑郁药，但疗效并不理想。每当儿子和儿媳吵架，她都以为是自己的过错所导致的，并认为儿媳迟早会因此跟儿子离婚……

总之，上面介绍的这些患者都是因愧疚感致病的，它的破坏力不可小觑。

# 欲望无罪

## 一、剧情回眸

1925 年，国王乔治五世统治着世界上超过 1/4 的人口，他要求他的二儿子约克公爵在伦敦温布利的英帝国博览会闭幕式上发表讲话。

"两分钟后会给您直播，殿下。相信麦克风自然会引导您讲话流畅。您肯定会有出色的表现，您慢慢来。开始了……"身边的人都在一旁为他加油打气，惟独他，仍处于极度紧张之中，握着稿子站在麦克风前，现场的宾朋百姓都在期待着公爵的演讲，他们静静地等候，但几分钟的时间里只听到公爵断断续续地讲出几个词语，这令人们很失望……

因此，王子开始了治疗之旅，只要听说有好的方法，他都会去尝试。例如，有的治疗者告诉他："请把烟气深吸进肺，殿下，这样能放松您的喉部，吸烟能缓解紧张情绪，给您信心。"

有的治疗者请殿下张开手掌，"现在，我想请您把这 7 颗弹珠放入嘴里"。"打扰一下，医生，这样做的目的是？"公爵夫人有些疑惑。"德摩斯梯尼（古希腊的雄辩家）使用这样的方法治好了结巴。""可那是在古希腊，之后还有过成功的案例吗？"医生苦笑了一下说，"下面，请您大量阅读词句"。王子差点把一颗弹珠吞进肚子里，为此他非常恼火……

他们看了很多名医，但似乎没有一个医生能够治得了王子的病症——"口吃"。为了不让自己难堪，他和孩子一起玩耍时会扮演企鹅，这样就不用说太多话了。

最后，没有通过教会、议会等国家官方组织的同意，公爵夫人在私人的推荐下偷偷地去找语言矫正师——罗格。

罗格不像以前的名医，他拒绝"上门服务"，坚决要求王子来自己的住处治疗；拒绝用"公爵""王子"等称呼，而喊他小名"伯蒂"，也不让公爵称呼自己为"医生",而喊"莱诺";他还拒绝让公爵夫人在诊疗室旁观,其治疗的方法也比较"独特"。例如,罗格一边大声地播放音乐,一边让公爵念莎士比亚的诗。一开始,公爵很抗拒,但也试着念了一段,不过因为音乐的音量太高,他根本听不见自己在说什么,所以他认为自己糟透了,为此发脾气并要求结束治疗。罗格将录制下来的胶片送给公爵。还有,公爵要求直接治疗,而罗格要么"一味地打听"公爵的隐私,要么像小孩子过家家那样地打赌和玩闹,这也令公爵十分恼火,为此中断了治疗,很长时间他都没有再来。

有一次,父亲直播结束后,要求伯蒂也来试一试。但王子依然恐惧,他做不到!可是他不做这样的事还会有谁能担起这个国家呢?伯蒂的哥哥大卫本来是可以的,但是他在道德方面令国王很生气,所以国王现在必须要训练伯蒂。但最终还是令国王失望了。夜里,王子很委屈、恼怒,觉得罗格就是个江湖骗子,但还是在无奈之下,他拿出了胶片想听听治疗室里到底发生了什么。没想到里面传出了很流利的一段话,一旁的夫人也惊呆了。

王子夫妇再次来到罗格那里做治疗,而罗格一边安排王子做行为训练、放松训练,让其重新学习控制声带,发出声音,增加自身的控制感;另一边还是在不断地问些"隐私之类的废话"。

有一次,莱诺轻轻地说了一句:"其实你是可以成为国王的!"这时,伯蒂竟然发怒了,冲着莱诺咆哮,即便声音已经颤抖不已。但就是这次,伯蒂终于知道自己恐惧的原因。原来自己是多么地渴望当上国王,却又是多么地恐惧当上国王。他担心自己不行,又想到自己曾经令父亲非常失望。他虽然意识到了自己恐惧的原因,但可惜他还是没有能够走出错误的认知,摆脱恐惧。就像罗格和家人所说:"我有个病人,他很害怕,不相信自己的力量。"

因为一些现实的原因,哥哥大卫将王位传给伯蒂。伯蒂成为新国王乔治六世。1936 年 12 月 12 日召开登基会议。在众人注目下的伯蒂没有顺利完成演讲。他担心自己在加冕典礼时表现得会更差劲,所以他在夫人面前痛哭。

夫妻俩还是决定回到莱诺医生那里。

这一次，莱诺早就做好了准备，并为自己"当时有点过于强加的主观意识"而真诚地道歉。这个时候，莱诺的妻子碰巧回来了。也是这个时候，伯蒂发现，原来莱诺怕老婆。

国王要求莱诺一起参加加冕仪式，莱诺和王室的人都坐在包厢里。不过伯蒂要先搞明白莱诺的真实身份。当他发现莱诺不仅不是医生，而且连证书都没有的时候，他内心充满了被欺骗的失望和愤怒的情绪。尤其是当他看到莱诺坐在国王加冕时要坐的位置上时，恼羞成怒地说："成何体统！起来！""我有权，你必须服从，我是国王！"这时，莱诺极其平静地说道："是的，您有。"他起身继续说："伯蒂，您有毅力，您是我认识的人中最勇敢的人，您会成为一个相当好的国王。"

接下来，他们开始排练，国王随后的演讲也非常成功。

## 二、剧情解读

这是电影《国王的演讲》里的故事。

影片中公爵身边人员对他的鼓励、在罗格之前的医生们使用的各种放松训练方法为什么对公爵的结巴治疗就是无效呢？其原因有以下两个方面：

一方面，公爵之所以结巴，是因为他的潜意识中压抑着一对冲突的情感：渴望当上国王和恐惧当上国王。如果没有意识到这个冲突，不去揭开自我防御的面纱，单纯地治疗表面上的"症状"，那就是隔靴搔痒。

另一方面，由于公爵身份和地位的特殊性，平时给他看病的医生也都是有"身份"和"地位"的名医；而且是一群招之即来的"名医"，他们都会主动去王宫看诊。这就是说，公爵之前的一系列看诊不是医患之间关系平等的真正诊疗，而是需要考虑政治影响的，这当然就无效了。

在罗格那里，公爵克服了上述两种缺陷。

首先，罗格要求公爵夫妇在治疗中放下身份。例如，在公爵夫人找到罗格时，他们之间进行了如下的对话：

"约翰逊夫人您好，过来了啊，抱歉！我这里没有接待员，我喜欢凡事从简。人能安贫就是富，出自莎士比亚。"挺幽默的人。"啊，就您一个人？这么说可能有点别扭，不过您迟到了。"

"的确恐怕来晚了。"

"约翰逊先生没有来？"

"我过来没有告诉他。"

"这样开始治疗，前景不光明啊。"

"没错，我丈夫做过的治疗都没有效果，他已经放弃了。"

"他还没找过我呢。"

"您这么信心十足？"

"只要他想治好。"

"他当然想，公开讲话是我丈夫的职责之一。"

"那他应该换个工作。带您丈夫来我这里转转吧，我星期二有空，跟我说说他的详细情况，我彻底了解一下他的病情。然后再做决定。"

"对不起，大夫，我丈夫不是普通的'丈夫'，也不能随便'转转'，我们也不会谈论个人隐私。需要你去拜访我们才行。"

"那抱歉了，夫人，我的地盘，我来做主。您必须说服您丈夫过来。然后和我电话预约一下。麻烦您了。祝下午愉快。"

"要是我丈夫是约克公爵呢？"

"约克公爵？"……"我记得是'约翰逊'预约的，恕我不敬，尊敬的……"

"叫殿下就好。这是世界大战的时候他用的化名（第一次世界大战）。海军不想让敌人知道公爵身在国外。"

"看来我也算敌人咯？"

"要是你还这么不近人情的话……你对此保密十分重要。"

"当然。您是怎么找到我的？"

"语言矫正学会主席推荐的。"

"为了治疗有效果，我需要在治疗室里工作，得到真正的信任和平等对待，不能有例外。"

"如果非要那样的话……你什么时候能开始？"

无奈之下，约翰逊一家来了。一个小男孩出来请他们进去。"您可以在这里等着，夫人。天气……这么好……也可以……出……出去散步。"

男孩威利和夫人坐在治疗室外等候。"威利这孩子不错，才过来时，他都发不出声来。请随便坐。"

罗格请公爵坐在沙发上，自己搬了把椅子坐在他对面。"我听说过不能坐得太近，还有说话的时候，要让王子先选择话题。"

"……等着我……才……才开始，那可能要等上很久。"王子艰难地说着。

"那就讲些笑话。"

这可为难王子了，"要把握时间……我可做不到"。罗格去准备烧开水来泡茶。

"您真正愿意配合了，我才开始。叫我莱诺就好，我喜欢这个名字。怎么称呼您？"

王子说了一堆很正式的称谓。"叫我伯蒂好吗？"

"我家人才能这么说。"

那正好了，在这里，最好是平等关系。

"和你一样的话，我就不会来了。"是啊，要是平民百姓，他只需要陪陪家人就好，才不会有人在乎他结巴的事呢。王子准备吸烟，被莱诺劝阻了。

"我的一个医生说烟能放松喉部。"

"笨蛋医生。我的城堡，我做主。您最早的回忆是什么？"……

其次，罗格在治疗时不是采用"头痛医头，脚痛医脚"的方法，而是他在治疗开始时就试图挖掘公爵结巴的潜意识原因。例如，他们在第一次见面的交谈中就有如下内容：

"您最先想起来的记忆是什么？"

王子有些生气，"我不是来……来讨论个人隐私的"。

"那您是来干什么的？"

"因为我说话非常地结巴！"

"似乎脾气挺烈的。王子的缺点之一。您是从什么时候开始结巴的？"

"我从小就这样！"

"我很怀疑。"

"别……别和我争！是我结巴！"

"经医生研究，能保证没有一个小孩一生下来就是结巴的。大约是从什么时候开始的？"

"四五岁吧。"

"这很典型。"

"其他人也这么说。我印象里就没有不结巴的时候。""当然想事儿的时候不会。"

"自言自语的时候呢？每个人都有嘟囔的时候，伯蒂？"

"别这么叫我！"

"看来您太在乎尊贵的身份了。"

"大夫，咨询也要收钱的吧？"

"要一大笔钱呢。""水开了，茶待会儿喝。""那您自言自语的时候结巴吗？"

"当然不会。"

看来王子的缺陷不是不可改变的。"您觉得病因是什么？"

"我怎么知道！我……我也不关心！我的结巴，没人能治得好。"……

还有，在治疗过程中，罗格一直呈现出来的真诚和自我暴露给公爵 / 国王以启发。例如，暴露出自己怕老婆，以便王子学会接纳自己的缺点。

此外，在排练前的一段对话，罗格的表现不仅出自真诚，还恰如其分地激发出了国王内在的那份力量。下面是罗格与国王之间的对话：

"我确实不是医生，我也曾经参加表演。我以前在酒吧朗诵，在学校教书。战争来临时，大量的前线士兵因为惊吓回到后方后，就不再开口说话了。有人说：'莱诺，你不是对语言挺在行吗，你能想出办法帮帮他们吗？'我尝试了肌肉治疗、练习、放松等方法，不过我知道想根治还得要更深入才行，这些小伙子因为恐惧哭出声来，却没有人去用心听他们说话，我的工作，就是给他们开口说话的自信。让他们知道，总有个朋友愿意倾听。这不是和你的治疗很像吗，伯蒂？"

"你这样太拔高自己了。"

"你去问问，都是事实。"

"我都问过了，你是不知道有多少人巴不得想帮我打听清楚。我为你做了担保，你却连证书都……没有。"伯蒂充满了被欺骗的失望及愤怒情绪。

"可我治疗成功了很多人！我没有证书给您看。那时也没有系统的训练机构。我只是按照经验行事。是这场战争，给了我经验。我的牌子上写的是'L. 罗格语言矫正'，我没有自称医生。"

"您治不好我的病，我会留下一个'结巴国王乔治'的名号，在这样的关键时刻辜负了人民的期望。"一回头，伯蒂看到莱诺坐在要加冕时国王要坐的位置上，他恼羞成怒，"成何体统！起来！"这时，本来结巴的伯蒂说起话来忽然变得异常流利！

"只不过是把椅子。"

"我有权，你必须服从，我是国王！"

"您才不是，您亲自跟我说……您不想当国王，我干吗要听你的？"

"因为我有发表意见的权利！我的声音有分量！"

这时，莱诺极其平静地说："是的，您有。"然后起身继续说："伯蒂，您有毅力，您是我认识的人中最勇敢的人，您会成为一个伟大的国王。"

在莱诺的帮助下，国王的演讲非常成功，得到了其他官员及家人们的一致认可。

### 三、延伸与思考

（一）医学和心理学治疗需要坚守界限和底线

看完电影，影片中的罗格给我一个很深的印象是，坚守界限和底线，不"投其所好"。

我们在医院工作中经常会碰到类似下面这样的情况：

1.

　　患者：你们医生都不照顾照顾我们病人啊，我家那么远，每次都要坐车1个多小时才能到医院，你们每次就不能多开一些药吗？

　　医生：对不起，这是处方药，国家有规定，不能随意多开，这也是出于安全性考虑呢。

　　患者：（开始变脸）你是医生就了不起啊，你们的态度就这样吗？这是什么服务！我要去投诉你们……然后在医生开完药后很气愤地离开了，医生只能报以无奈的微笑。

2.

治疗师：您现在出现失眠的情况其实并不构成问题，您最需要做的是白天不卧床，回到工作岗位上，参加一定的劳动和运动。

患者：啊！医生，我睡不好，人都快累死了，你还让我去做事情，哪还能做得起来。我要在家里再休息休息，我现在就想问你有什么特效药开点给我吃吃，让我快点好了啊。

治疗师：不是，（严肃告知）您现在的问题并不是吃不吃药的问题，而是您的生活方式要去改变，否则我们之间的交谈到此结束，不必在此浪费彼此的时间和精力。

患者：作为医生，你们怎么都不理解我们病人的痛苦呢，还这么凶巴巴的……

暂且不说服务行业，就是现在的医疗行业和心理学行业等需要严肃对待的地方，也到处存在着"丧失界限""投其所好"等现象。

你是否有过这样的经历：无论你有没有毛病，反正去医院检查都能查出点儿毛病来。在身体方面，不管你的胃有没有不好的感觉，如果你做一次胃镜，报告上肯定会出现问题，至少会写着"胃炎"。我从医20余年，还没有见过"未见明显异常"的胃镜报告呢。同样，如果你去做心理评估量表，也很容易出现抑郁、焦虑、癔症、神经衰弱等指标的分值偏离常模的现象。

如果你仔细去观察一下，许多医疗机构、制药公司、保健品市场似乎丧失了原则和底线，他们利用人们对死亡的恐惧，铆足劲地把健康维护变成了产业在操作，不断地贩卖疾病、贩卖焦虑、贩卖疗法、贩卖药物和营养品。

同样地，这种状况也出现在心理治疗领域。在2008年汶川地震援助过程中曾传出一句话："防火防盗防心理医生。"之后，国际完形治疗大师塔克·菲勒（Tucker Feller）在给灾区志愿者做心理培训时说："这个世界上最危险的事情就是你怀着要帮助别人的念头去帮人。"作者在参加一些危机干预的过程中不断地听到有心理援助人员用"维稳"来描述自己的工作，还遇到过医患矛盾协调室的工作人员称他在做跟心理科差不多的工作。自此，作者不时会感到一种不安和隐隐的职业性"羞愧"。

人本主义心理学家亚伯拉罕·马斯洛曾经告诫道：说老实话，这意味着敢于与众不同，宁愿不受人欢迎，成为不随和的人。假如不能告诉来咨询的人，"不论年长或年轻，都要准备自己不受欢迎"，这样的咨询师最好马上关门。要有勇气而不要怕这、怕那，这是同一件事的另一种说法。

德国精神科医生曼弗雷德·吕茨曾经针对医生和心理学工作者提出了尖锐的批评："谁要是下班后还眉飞色舞地念着精神病学专业理论，在个人生活里到处给别人做诊断，那他还是趁早转行，免得生活上祸害自己还糟蹋他人。此外，给一个根本没有挂号看病的人做出诊断，真的很不合适……严肃地说：在健康人身上故意找茬儿，是挺下三滥的行为。不能被这样滥用，精神病学也不能被这样滥用。"同样地，法国的医学家让－皮埃尔·杜佩对目前缺乏底线的"医疗泛滥"现象表达了自己的担忧："因此，医疗泛滥产生一种效应，或者说是功效：越来越多的人开始相信，如果生病了，便是因为身体某个机能失常，而不是他们拒绝适应某种艰难的，有时甚至是难以容忍的环境或生活条件而产生的反应……这种对厌世问题的医疗化普及是丧失自主性的表现，同时又是丧失自主性的原因：这些人再也不需要或者再也不想在他们的关系网中解决他们的问题了。他们拒绝的能力变弱，放弃社会抗争变得更容易。为此，医学成了导致疾病的社会托词。"

是的，在严谨的心理治疗师眼中，如果单纯地满足来访者内心所认为的"好的服务"，那么极有可能是在"帮倒忙"，下面这个案例即是如此。

一个高二女生因为人际关系及学习压力问题在妈妈的陪同下前来就诊。

一开始，她们就需要求助的内容和医生进行交谈，在交谈过程中倒还算顺利，心理评估结果反馈也还好。但是，到最后当医生要布置家庭作业，并说方便的话就利用周末时间再来复诊时，她的妈妈说："星期几没关系，现在准备休学了，等明年再回去读。""呃，好端端的，怎么就想到了休学呢？"女儿没表态，妈妈倒是想得"周到"："我们觉得反正现在跟同学相处有困难，成绩也不太能跟得上，还不如先在家里调整一段时间呢，等明年再回校，同学不一样了可能会好一点吧。""所以，我们今天过来主要还是想请医生给我女儿开张证明，因为学校要求有医院证明才能允许休学。"

医生当时就拒绝了。这位妈妈觉得医生挺不近人情的，立刻就黑脸了。

"开张证明看似很容易，但涉及的问题可就多了。其中有一点，现在孩子分明是愿意继续回学校，只是碰到了困扰因素想来寻求治疗方法，并不是像妈妈所想的不去学校、换个环境就可以了。人是需要接受困难、解决困难的，并不是采取'休学'这一方式逃避问题。如果今后一遇到挫折就躲回家里这个'避风港'，如何才能成长？不妨通过刚才医生给出的建议再尝试去面对人际关系及学习问题，可以再约定咨询时间来进行反馈调整。"

通过医生的分析后，妈妈的想法似乎还转不过来，女儿却扯扯妈妈的衣服在提醒她。


影片中的公爵/国王在罗格那里之所以能得到成功治疗，这与他们彼此遵守医患之间的界限是分不开的。

（二）医学和心理学治疗不是精神麻醉剂

影片中的罗格给我的另一大印象是：不"隔靴搔痒"。

我们曾经遇到过一对60岁左右的夫妇，因老太太长期失眠和"安定依赖"被介绍到精神卫生科就诊。接诊医生在详细了解她的病史后建议其进行心理评估，他们说："我们平时身体健康，性格开朗，不愁吃、不愁喝，经常旅游，心理没病，给换一下药就好了……"在医生的坚持下，她完成了心理评估。人格评估结果显示：谎分偏高，提示人格障碍。在进行睡眠卫生教育及心理咨询过程中，医生说一句，该女士反驳一句，显得很抗拒。医生说："阿婆，您先听我说，按我说的做，这样才有可能会慢慢好起来，如果您采取敌对的态度，那么很难好的。"这时，这对夫妇都把声音提得很高："你还是心理医生呢！一点同情心都没有，病人睡不着觉已经很痛苦了，你还说'不睡觉不会死人，让她不要躺在床上'……""我们什么时候说话像敌人了。""如果你不给我开药，我就投诉你。"……医生在无奈之下给她开了药，然后他们骂骂咧咧地走了，出门还留下一句："态度真差。"

类似这样的案例有很多，其中有一个共同说辞是医生的"态度差"！

这让精神卫生科工作人员很痛苦：我们从事心理咨询和治疗工作，居然会因"态度差"被投诉和诟病。难道真应了柏杨在《丑陋的中国人》中所说的话："我常想，美国有心理医生，中国可能不会有心理医生。因为见心理医生一定要说实话，但有些中国人见了谁都不会说实话。"

作者思索再三后发现：许多中国人把"心理科的医学治疗和心理学治疗当成精神麻醉剂"了；许多人来精神卫生科的目的并不是准备学习如何去面对痛苦，而是试图从医生那里得到快速消灭痛苦的方法，不管这个方法是逃避还是掩盖病痛，抑或是用药物控制痛苦，甚至有人来就诊的目的是希望医生能给开些药来控制晚上做梦。

作者曾经数次听到多位政工干部说"我退休后去给别人做心理咨询"，于是在心里想："难道你把'认知疗法'等同于'思想工作'了吗？"殊不知，许多神经症性的痛苦来源于"超我"与"本我"的冲突，并且很有可能是"超我"（"道德我"）太过强大，而"本我"被压制太厉害。对这些人群，如果继续加强"教育"，那么只会让心理障碍者的症状雪上加霜。此外，许多患者长期运用"自我麻醉"的方法，一辈子活在"假我"的状态中不自知，却还想着去"麻醉"别人。

作者曾遇到一位强迫症患者，他一直在用"只要有意志，什么事情都难不倒"这句话来对抗头脑中的"不良"念头，结果是越对抗越糟糕，不仅耽误了治疗，还导致其病情加重。不少人把抑郁、焦虑、强迫等情绪问题视为不够坚强、太脆弱。是的！意志是可以锻炼的，但不是每件事都能靠意志掌控的，每件事有每件事的客观规律，打破这个规律就注定会失败。

此外，现在各式各样的心理 / 心灵辅导团体和课程很多、很火。作者认为，您在参加之前最好咨询一下专业人员，做一下个体心理咨询之后再做决定。因为，在"个体我"没形成之前，参加团体辅导不会获益太多，而且容易像"精神传销一样"被洗脑，或者走入另一个极端，被培养成"猪一样"的角色。借用佛学中的话说就是："'我'都没形成，哪来的'无我'呢。"

其实，对于部分神经症者和人格障碍者来说，"拒绝"和"严厉"可能具有治疗价值。但如果一味地强调"中国式"的态度（投其所好）与满足，那么心理医生就真成了"骗子"。正如斯蒂芬·茨威格所说："弗洛伊德使人更清楚地认识了自己……他从来不会为了安慰人而给人指出一条快乐之路，相反，永远只是指出一条进入自身之路，一条通向自身深处的危险之路。"

影片中的罗格之所以能成功地治疗公爵 / 国王的结巴，这与他"不投其所好""不挠不痒之处"的做法是分不开的。

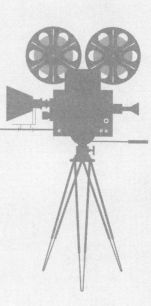

# 第三章

## 冲动成瘾与未满足的需求

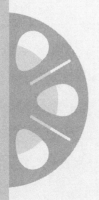

对于任何事物，要改变它就要先接受它。谴责不会解放，而只会压迫。

——卡尔·荣格

对于酒鬼而言，无论是对自己，对家人，还是对医生，他们都没少信誓旦旦地赌咒发誓，但是只要一闻到酒味，"誓言"这两个字就真正应了成语"有口无心"。其他冲动成瘾者的状况也是如此。

本章通过对电影《逃离拉斯维加斯》《一个购物狂的自白》《冲出逆境》的解读，结合存在性分析，告诉大家一个真相：冲动成瘾者并不是地球上的败类，他们只是一群需要帮助的人，他们是"好"人，但是却做出了"坏"的选择；那些打着"人生得意须尽欢"的幌子放纵自己的瘾君子们，他们依赖的并非是酒、性或者药品本身，而是一个不会让他们难堪，不会轻视、伤害他们，能让他们陶醉在迷狂中的世界……

## 酒鬼在死前做了回"男人"

### 一、剧情回眸

酒，对于本先生来说是个好东西。他喜欢逛超市，且只在酒区停留，望着那货柜上各种各样的酒以及购物车里早已堆满的酒，本显得兴奋不已。

本是一位失意的剧作家。有一天，他穿着一套早该送到干洗店的西装，顶着一张胡子拉碴的脸，来到酒吧向正在谈工作的朋友彼得借钱。彼得感到尴尬、难堪，就急忙从钱包里抽出几张钞票打发了本，并很不友好地告诉他，"我想你以后最好还是别再来找我了"。

本拿着这些钱又开始嗜酒如命地生活，他酒后向人吐露心声，"我已搞不清楚，是因为被老婆抛弃才喝酒，还是因为喝酒被老婆抛弃"。翌日，本在家中厨房的地板上醒来时，发现左手无名指上的戒指早已被人掠去。

酒精已经让本的生活一塌糊涂：本在兑换支票时酒瘾发作，因手抖无法签字；身体的颤抖已无法让本安静地坐在办公桌前办公，他甚至连接电话拿反了都不知道。公司老板不得已辞退了本。

本从超市买来垃圾袋、野炊燃料和煤油，烧掉了房间里所有的物品，包括一家三口甜蜜的照片，然后他顶着一双黑眼圈，开车向拉斯维加斯驶去。

众所周知，拉斯维加斯是个不夜城，令人眼花缭乱的夜景，灯火通明犹如白昼。

本来到拉斯维加斯时，他开车差点儿撞到塞拉，对于"见过世面"的本来说，他看到塞拉的穿着打扮就早已清楚她的工作——妓女。在本安排好住处后，找到塞拉希望能与她做"生意"。本跟她说："我付250美元给你，愿意吗？""你在我房间逗留1小时，我付你500美元。"

在旅馆里，本告诉塞拉："我只想你能留下来说说话，或是听我说。只要你别走。""我来是为了喝酒寻死，我已经变卖了一切财产，偿还了信用卡，明天准备卖车。"本还告诉塞拉"估计大约四周喝死"。或许"同是天涯沦落人"，塞拉在本的面前也吐露出生活的艰辛与无奈，最后她躺在本的怀里睡着了。

塞拉不想再见到本，但无形当中她感觉与本有某种关系形成，让她放弃工作去寻找本。当她找到本时，本独自在街角喝着酒，本表示希望能与塞拉共进晚餐，"如果你有空的话，你我或许可以一起吃晚餐""我会付你钱，我只想见见你"。塞拉却被他吓跑了。

由于塞拉没有去处，又回到本住的旅馆，接受了他的邀请。在进餐的过程中，本表示："这是你我首次约会，抑或是最后一次。"对于为什么死，本说："我记不起来了，我只想死。""喝酒是寻死之道，或者寻死是喝酒之道。"

用餐之后，他们一起在拉斯维加斯的街上漫步。塞拉邀请本来她的住所，本表示自己在床上不太行，塞拉说无关性，只因"喜欢你，信任你"。本接受了塞拉的邀请，到了塞拉的家，他感受到了房间里的温馨气氛，本说："这是天使的家。"

清晨，塞拉望着本睡眼惺忪地从沙发上醒来，希望他能从旅馆搬过来同住。本认为塞拉疯了，"她没有看到他糟糕的时候"，现在他有些节制，是因为"你就像解药，里面掺着酒，让我保持平静"。

最终，本还是搬到塞拉的住所。本说："请让我付本月的租金""因为这样能让我好受一些"。本还推心置腹地告诉塞拉："我已爱上你，但我无意因自己颓废成为你生活的负担。你我都知道我是酒鬼，你是妓女。对于你这方面，我毫不介意，并不是我置之度外，漠不关心。我关心，我只是信赖，接受你的选择。"本在说的过程中，一滴眼泪从他的眼角流下。

塞拉给本准备了一件意想不到的礼物——酒壶。望着酒壶，本激动地再次流泪："我找到了红颜知己。你肯给我买这个，的确难得。"

本与塞拉像情侣一样过起了日子：他们一起逛街、给彼此特别的礼物、在舒适的地方度假。但生活并不如意，本的精神状态与身体状况也越来越糟：因突发酒疯，本与塞拉被保安撵出赌场；为了帮助与男友闹情绪的女孩，本被打得满脸是血；由于身体的不协调而摔倒后打碎了玻璃餐桌，他们被服务员撵出度假村。

看着本步履蹒跚、双手颤抖、面色苍白，塞拉希望本去看医生，但最终还是妥协了："我惟一的要求就是你能留下。"等塞拉工作回来时，发现本与另一个妓女在自己的床上。大发雷霆，将本赶了出去。

本依然是酒不离手，如幽灵般生活在拉斯维加斯。终于，本最后一次联系了塞拉，等塞拉来到本的住所时，他已行将就木：昏暗的房间里，本躺在床上，连起床的力气都没有了，但仍拿起随手可以够到的床头柜上的酒瓶喝上一口。这时，本来性无能的本勃起了，塞拉与他做爱，让本在死前做了一回"男人"。

翌日，本在塞拉的怀里死去。

## 二、剧情解读

这是电影《逃离拉斯维加斯》里的故事。

从现代精神病学的角度说，影片中的本显然是一位酒精依赖者。然而，尽管本是一位酒鬼，但其自尊心还是很强的，能在寻死前把信用卡中的债务偿还了。本喝了酒之后，显得有些幽默，用塞拉的话说是有些"戏剧性"。

这部影片告诉我们，本是个性无能者，他找妓女，不是为了满足自己的性欲，而只是为了"说说话"，甚至"不说话也行"。足见本在平时的生活中，他的孤独感是多么地深，这或许与他的嗜酒行为有关。对他来说，这时的酒能让他体验到一种"活着"的感觉。

在与塞拉的交往过程中，本体验到了"被尊重""被接纳"和"被爱"的感觉，用他自己的话说就是，"你就像解药，里面掺着酒，让我保持平静"。这时，他的酒瘾在逐渐地减少，他还偷偷地把水灌到酒瓶里来代替酒。可以这么说，尽管他不愿意去看医生，但本已经开始自救了。

或许是对自己的处境太过清晰了，或许是他的"死亡本能"太强烈了，亦或许是他内在的自卑感太折磨人了，本不愿意拖累塞拉，才故意把妓女带到塞拉的房间，逼着塞拉"放弃"对他的拯救。如果从存在主义心理治疗的角度说，本之所以采取这种极端的方式，以便塞拉主动结束他们的关系，是因为他害怕选择，故以此来逃避做出"错误"的选择而带来的焦虑感。

在影片的最后，本在临死时的性功能恢复，再一次证明了"被尊重""被接纳"和"被爱"在疗愈成瘾中的价值。

### 三、延伸与思考

（一）成瘾与死亡恐惧的关系

这个时代很令人疯狂，而我们却陷入一种前所未有的孤独状态，网络和信息看似缩短了人与人之间的距离，但实际上却让人失去了彼此之间真实与真心的联结。就像影片里的本先生所感受到的，由于"寂寞""无聊"和"无法面对挫折"等因素的影响，许多人陷入了酒瘾、工作瘾、赌博瘾、毒瘾、网络瘾、购物瘾以及性成瘾等状态中而不能自拔。这种状态有如《圣经》曾经所发出的告诫，"务要谨守、警醒，因为你们的仇敌魔鬼，如同吼叫的狮子，遍地流行，寻找可吞吃的人"。

心理学观察也告诉我们，这些成瘾个体的内心深处，往往认为自己活着没有意义和价值；而且，越是不知道如何生活的人，对于酒精和麻醉药物的依赖性越大。从深度心理学的角度说，他们使用这些成瘾物品可以暂时地"对抗"死亡。或许这也是影片中所显示的"喝酒"与"寻死"间的辩证关系。

精神分析学家阿琳·克莱默·理查兹等提出，拉斯维加斯，美国20世纪中期的赌城，就是一个否认死亡的殿堂。有关拉斯维加斯的三部电影都说明了赌徒是如何否认自己死亡的。《巴格西》说明了巴格西创建拉斯维加斯的过程，以及他死于破坏规则；《赌场》说明了一个名叫"埃斯"的人让拉斯维加斯工业化，然后也死于破坏规则；《逃离拉斯维加斯》说明了一个输家接受了没有翻盘机会的现实，来到拉斯维加斯赴死。就像那些来到拉斯维加斯赌博的人一样，这些电影中的角色都接受了他们必死的事实，但同时他们又活得好像很清楚规则是什么，通过遵守这些规则，就能够避免死亡。

德国有位研究者曾经邀请一些经常吸烟的人进入实验室，然后把他们分成两组带进两个大客厅中，并且给他们每人10支香烟。不过，两个客厅的吸烟者需要思考不同的问题，一个是关于死亡，另一个则是关于疼痛。过了一段时间后，研究者让工作人员统计两个大厅里的人平均吸烟量。其结果发现思考死亡问题的那批人平均每人抽了 8 支烟，而思考疼痛问题的那批人平均只抽了 3 支烟。

的确，从精神卫生科的临床现象中可以看到，在死亡的恐惧之下，即便有很多人没有选择死亡，也可能会采用酒精、毒品、赌博、游戏，甚至药物来麻醉自己，使自己暂时丧失自我意识。许多成瘾者表示，如此他们可以克服恐惧、减少痛苦，让自己充满力量。

（二）接纳和被接纳是疗愈成瘾者的必备前提

在接触了许多成瘾者之后，我深深地体会到《圣经》中所说的："我的恩典够你用的，因为我的能力是在人的软弱上显得完全，所以我更喜欢夸自己的软弱，好叫基督的能力覆庇我。"这就是说，想要疗愈成瘾的问题，当事人需要做的是接纳和承认自己的软弱。下面是世界上的匿名戒酒协会中最经典的两句话：

第一句：我叫××，我是一个酒鬼，我不完美，我承认自己对酒精毫无办法，我无法戒酒，我很无助，我需要帮助。

第二句：你不完美，我不完美，他不完美，我们每个人都不完美，不过没有关系，真的没有关系。

试想，如果影片中的本先生能接纳自己曾经的失意，接纳自己的不完美，或许他就不会想尽办法地逼着塞拉放弃自己。

一位作家曾经这样描述他的经历：

多年来，我一直有心理方面的问题，焦虑、沮丧又自私。我认识的每一个人都说我要改一改。我讨厌他们，但又觉得他们说的没错，我想改变，但就是做不到，不管我尽多大的努力，都改变不了。

最伤心的是我的一个最好的朋友，他也跟着别人一样瞎掺和，一再地跟我说，让我好好地改一改。我觉得自己像一头困兽，无能为力。直到有一天，有位朋友对我说："没必要改变，我就喜欢你这个样子。"

这句话像仙乐一样，悦耳动听，我真的是很高兴，而且这句话一直在我耳边回响着："没必要改变，没有必要改变……我就喜欢你这个样子。"我突然间觉得如沐春风、神清气爽，整个人一下子就轻松了，就在这个时候，我发现，我放弃了改变执念的时候，突然间，我却发生了改变！

到现在，我才明白，一个人只有接纳了自己，灵性才能觉醒，改变才会发生，否则就不可能会有真的改变。

这位作家道出了心理治疗中的一个似非而是的现象：接纳是改变的前提。下面这位禅师也表达了接纳的重要性：

"我怎样才能改变自己？"门徒问。

"你就是你自己。假如你要改变自己，就像要绕开自己的影子一样。"禅师答道。

"那么，我就不用做什么吗？"门徒又问。

"你可以觉察、理解和接受自己。"禅师说。

"如果我接受自己，我怎样才会改变？"门徒忧心忡忡地说。

"如果你不接受自己，你怎么会改变？如果你不能接受自己不能改变的，你就只能倒退。"禅师说。

对于成瘾者周围的同伴也是如此，就像影片中的塞拉接纳本先生一样，能真诚地去接纳自己身边的成瘾者，让成瘾者感受到"被爱""被尊重"，而不是"内疚""羞辱"，这对促进成瘾者远离成瘾物质是有帮助的，正所谓"欲取之必先予之"。

# 漂亮美女不再疯狂购物了

## 一、剧情回眸

在纽约一条繁华的街道上，一个七八岁的小女孩——丽贝卡，正趴在高级商场的橱窗前，美慕地望向那个布满完美东西的梦幻世界：穿着水晶高跟鞋的成年女子们像极了童话中的公主，一条柔软的绿色围巾，竟能把人衬托得格外高贵……

丽贝卡的父母来自芬兰，家境似乎并不富裕。她的母亲一向节俭，购物以实用为准则。在丽贝卡童年的世界里，东西分为实价和打折价两类，实价的东西，可以让人炫耀三个礼拜，而打折的东西，永久实用。丽贝卡美慕商店里的成年女子不需要钱就可以得到想要的东西，更加美慕她们手中的"魔法卡"，她憧憬着成年女子拥有的一切世界，她也想拥有一张只轻轻一刷就能拿走心仪之物的"魔法卡"，但丽贝卡无论如何都没有想到，成年之后的她却持有12张魔法般的信用卡。

每当丽贝卡看到各种名牌东西，心中便升腾起恋爱般的感觉，当她的购物热情被一个Gucci包或者Prada鞋激发的时候，没有任何人能阻止她刷卡，她无法控制自己的购物欲。每次经过那条商业街，每当她用余光瞥向橱窗那头的商品，它们就会向她发出热情的购买邀请，然后成功得到丽贝卡更加热情的回应。

有一天，在去面试的路上，刚刚欠了信用卡公司900美元的丽贝卡又被一条绿色的围巾俘获芳心，但在使用现金并连刷四张信用卡之后，丽贝卡仍然无法支付剩余的120美元，最后不得不用支票兑换现金才把那条能让"她眼睛变大、头发看起来更加昂贵的"绿色围巾收入囊中。

丽贝卡宁愿花费时间在购物上，也不愿花时间享受正常的恋爱。也许就像她自己说的："男人永远不会像商店那样爱人，款待你。要是男人不合适，也不能七天退货。"因此，她渐渐地进入一个购物怪圈：在她购物时，整个世界是美好的，一旦世界变得不美了，她就再去购物。如此循环，她深陷其中不能自拔。

丽贝卡一边享受着购物带来的满足感，一边被漫天飞的账单逼迫着而债台高筑，她过着拆东墙补西墙的日子，成为"月光族""卡奴"，甚至编造一个接着一个的谎言躲避追债者。在公司内部会议上，当追债电话打到公司的座机时，她在所有参会同事面前谎称债权人是对她纠缠不休的前男友；她在有一次出差时接到信用卡公司的电话，她又以借口照顾生病的姑妈而慌乱挂断，然后她迅速调整状态，看着镜子中的自己依然美丽动人，但她似乎忘记了，就在几天前，她给的回复是姑妈去世了，而事实上，丽贝卡根本就没有姑妈。

随着逐渐了解新工作的流程，丽贝卡混得顺风顺水。更甚至，丽贝卡以一篇时尚新颖的理财文章而名声大噪。在此期间，丽贝卡获得了爱情，她与上司卢克逐渐熟悉、了解而彼此吸引。

一夜之间，一个笔名为"绿围巾"的女孩，成功吸引了时尚界、财经界和投资界人士的注意，大家喜欢丽贝卡的直爽和天真，喜欢她对购物的独到见解，她心仪的那家杂志社更是准备让她以专栏作家的身份开始写文章，并准备让她上电视录节目，卢克主编觉得自己爱上了这个绿围巾女孩。

由于信用卡公司频繁追债，丽贝卡开始有计划地购物，并加入了一个理性规划购物的社团，她买来相关的书，开始认真反思自己过去的购物行为。可是，她真的太爱购物了，听说某个名牌有促销活动，不管是排队，还是拥挤，都要在第一时间赶过去，冲进去，哪怕会为了购物和别人打架！为此，她找出在冰箱里冰冻已久的信用卡，把在工作之外的所有业余时间，都用来买买买，不管明天如何，也不去想债权人的纠缠。

但是，信用卡不是只借不还的魔法卡，就像她自己所说的："初识信用卡的时候，你以为它就像打折的羊绒大衣，后来你才意识到，它其实不是羊绒的，你被骗了。"

终于，在正式电视直播的时候，追债人暴露了丽贝卡欠债的真相。此次，相比于名誉受损，丢失爱情对丽贝卡的打击更大。卢克不能接受丽贝卡的欺骗以及把他们的感情当儿戏。丽贝卡走在回家的路上，异常伤心难过，还好，好姐妹苏西及时出现了，给了她一个大大的拥抱。此时，一位拾荒的老太太穿着一件粉色连衣裙从她们身边雀跃而过，那是苏西为婚礼准备的伴娘服，而它被丽贝卡偷偷换掉了，苏西失望地离去，只留下决绝的背影。

"诚实去哪了，信用去哪了"，丽贝卡被卢克问得哑口无言，她似乎得到了所有想要的东西，但却丢了信用，丢了朋友和爱人。为了帮她还债，她的父亲决定卖车。

什么才是她真正想要的呢？就在父亲说出那句"没有东西能诠释我，除了你和你妈"时，丽贝卡仿佛突然明白了。

她借助社团朋友的帮助，以"绿围巾女孩"的名义，办了一次特别有意义的拍卖会，在朋友们的帮助下，她以往狂热购物堆积起来的各种宝贝，最终以不同价格全部卖出，其中包括那条给自己带来好运气和爱情的绿色围巾。

丽贝卡用拍卖得来的钱，还上了所有信用卡的欠款，这一次，她知道自己真正需要的是什么了，并微笑地拒绝了时尚杂志社主编的盛情邀请。丽贝卡再次经过那条繁华的商业街时，橱窗里依旧装满了诱惑，她用余光瞥去，对它们微微一笑，就洒脱地走开了，她一抬头，看见卢克正一脸温柔地迎面走来，他手中紧握着那条见证他们幸运和爱情的绿色围巾。

## 二、剧情解读

这是电影《一个购物狂的自白》里的故事。

丽贝卡的家境并不富裕，母亲又过于节俭，这就导致她小时候许多心理需求没有得到充分的满足。如果在成长过程中没得到妥当的解决（如升华），在"补偿机制"的作用下，那些未得到满足的心理需求会在成年后转变成疯狂购物等冲动成瘾的行为。

与影片《逃离拉斯维加斯》里的本先生类似，当丽贝卡真切地感受到来自父母亲和男友的爱，在情感层面能感受到"被爱""被接纳"时，这种冲动成瘾的疗愈才可能会发生。

与本先生不同，丽贝卡在感受到"被爱""被接纳"之后，一改以前的逃避、说谎等耍小聪明的习惯，开始变得真诚并付诸行动。例如，当时尚杂志社的主编到她家邀请她担任栏目撰稿人时，和她进行了如下的对话：

"我喜欢购物。"

"你撒谎就因为你喜欢购物？""那你为什么喜欢购物？"

"因为购物时世界变得更美好，世界确实变得更美好了，但后来又不美好了，我再去购物。"

……

"但如果你真想为我们的杂志效力……"

"不，不，我非常想为 Alette 工作，只不过我内心深处有种讨厌的感觉，你们知道这种感觉吗？"

对方替她说出了那种感觉："想做某事，但又觉得不该那么做。"

"我犯过很多错误，我觉得接受这份工作会是又一个错误。"

"在你做决定之前，你应该知道，当我离开这里，机会也会随我而去。"

"那你还是带着你的机会走吧。"

此后，丽贝卡开始了清仓大甩卖，还债，并认真地谈起了恋爱……

正如心理学家阿尔弗雷德·阿德勒所说："世界很单纯，人生也一样。不是世界复杂，而是你把世界变复杂了。"没过多久，丽贝卡感受到："不购物时，能有时间做很多美妙的事，比如，我真的学了芬兰语……我不再经营和信用卡的感情，而是经营和爱人的恋情，他从不会拒绝我。"丽贝卡这段话道出了冲动成瘾治疗的精髓：一个人只有跟其他人建立关联，他的生活才会产生真正的意义，不至于陷入空虚和迷茫，进而丧失存在感。

总之，在"被接纳"的同时，丽贝卡在生活中培育出了真诚和爱的能力，遵守必要的规则，她再也不会被成瘾和冲动问题困住了。

### 三、延伸与思考

#### （一）理解冲动成瘾现象

成瘾包括对酒精、毒品等物质的过度使用 / 滥用，以及赌博成瘾、性成瘾、运动成瘾、购物成瘾等行为成瘾。冲动控制障碍包括间歇性暴怒障碍、纵火狂、偷窃狂等。

阿尔弗雷德·阿德勒曾经提出："对别人不感兴趣的人，他一生中遇到的困难最多，对别人的伤害也最大。所有人类的失败，都出于这种人。""应付生活中各种问题的勇气，能说明一个人如何定义生活的意义。我们每个人都有不同程度的自卑感，因为我们都想让自己更优秀，让自己过上更好的生活"。是的，精神卫生科的临床经验告诉我们，许多冲动成瘾者的行为就是出于对内心深处自卑的"补偿"。

如果从存在主义心理学角度看，这两类患者发病的原因均与其潜意识中的"自我感"丧失、孤独、体验不到意义和价值、"自由选择障碍"等有关。罗洛·梅曾提出："酗酒似乎只是他用来掩饰这种孤寂的一个面具""我把性高潮也看作是一个心理学象征。这是一种为了获得更广泛的体验而放弃自我、放弃当前的安全感的体验。性高潮通常作为一种局部的死亡与重生而象征性地出现""在我们这个时代，性通常被用于获得安全感这个目的：这是克服你自己的情感冷漠与孤立的最为便利的途径。性伴侣的兴奋不仅是紧张情绪的一个释放出口，而且也证明了个人存在的意义，如果一个人能够唤醒另一个人这样的情感，那么他就能证明自己是有智力的"。超个人心理学家罗杰·沃什和法兰西斯·方恩在《超越自我之道》中也提出：

> 成瘾可能是更大范围人类痛苦的基础，可能是普世的问题，而不是个人的问题，起源并不是偶然发生的，而涉及存在的问题，基础不只在于心理，还在于形而上的范畴。如果真是如此，除了药物和行为治疗以外，也需要接受存在和超个人的治疗。

跟影片中的丽贝卡类似，电影《猜火车》中的主人公也是如此，他在影片开头描述了自己的"存在性"困境：

> 选择生活，选择工作，选择职业，选择家庭。选择一个大电视。选择洗衣机、汽车、镭射唱机、电动开罐器。选择健康，低卡里路、低糖。选择固定利率房贷。选择起点，选择朋友，选择运动服和皮箱。选择三件套西装……选择DIY，在一个星期天早上，搞不清自己是谁。选择在沙发上看无聊透顶的节目，往口里塞垃圾食物。选择腐朽，用你精子造出取代你的自私小鬼，可以说是最无耻的事了。选择你的未来、你的生活。但我干吗要做？我选择不要生活，我选择其他。理由呢？没有理由。只要有海洛因，还要什么理由？
>
> ……你不会愈来愈年轻，世界在变，音乐在变，连毒品也在变，你不能整天在这儿，梦想毒品和伊吉波普，关键是你得找到新东西。

这就是说，成瘾物质对瘾君子而言是一种身份的支撑和存在感的来源。借用亨利·米修的话说就是："一种毒品，与其说是一件物品，其实更像一个人。所以，问题便在于如何与之共处……"法国音乐家、作曲家赛日·甘斯布就是如此，毒品是他为了应对自己的情感而经常使用的武器之一，他所钟爱的一首歌词是这样赞美印度大麻的：

> 对我而言死亡有一张孩童的脸庞
> 闪着透明的眸光
> 她（指印度大麻）的身躯上爱意的高雅
> 将会永远把我裹藏
> 突然哪天我丧失理智
> 她将呼唤我的名

的确，存在主义心理治疗的经验告诉我们，瘾君子们的冲动成瘾行为的背后动机是为自己免除所有归属关系，让这些关系变得无关紧要，让自己不再依赖于他人的情感或是得到他人的认可。换句话说就是，他们已经在精神上将成瘾物质幻化为人。

（二）理解追求时尚现象

跟影片中的丽贝卡类似，追求时尚已经成了许多现代人的消费哲学。换句话说，现代人在逐渐地物质化。这种状况就如托马斯·卡莱尔所说：

> 任何感觉到存在的东西，任何灵魂到灵魂的代表，就是衣服，就是服装，应时而穿，过时而弃。因此，在这样一个意味深长的有关服装的话题中，如果理解正确，就包含了人类所思、所梦、所做、所成其为人的一切，整个外部世界和它执有的一切都只不过是服装，所有科学的本

质都处在服装哲学中。

"意志的堕落滋生激情",奥古斯丁如此说道。笛卡儿则进一步提出:"激情是灵魂的被动与身体的主动。"这就是说,包括追求时尚在内的"激情"是一种"灵魂任由身体做主"的方式。具体地说,激情是一种主动展现消极被动的方式,意味着主动接受,任由自己被欲念所驱使。

这种现象在我们周围遍地都是,各种"跟风"现象、"攀比"现象都是追求时尚的表现。从存在主义心理治疗的角度看,这是由于害怕孤独、存在虚空、"被束缚"和"被遗弃"等原因。正如超个人心理学家罗杰·沃什和法兰西斯·方恩在《超越自我之道》中所提出的:"现代人想要借着强迫性消费的替代满足感填补超个人需求未获重视、不得满足所造成的存在虚空。"

跟成瘾的心理学机制相似,追求时尚的潜意识目的之一也是"对抗"死亡,但时尚始终蕴含着自我消亡的因素。因为时尚是一种不断的自我否定。波德莱尔曾把时尚称为"人渴望超越本质所赋予的东西去接近理想的一种病症"。

因此,时尚应该被看作理想趣味的一种征候,这种理想在人的头脑中,飘浮在自然生活所积累的一切粗俗、平庸、邪恶的东西之上,应该被看作是自然的一种崇高的歪曲,或者更准确地说,应该被看作是一种改良自然的持续的尝试。

诗人贾科莫·莱奥帕尔迪在《时尚与死亡的对话》中提出了追求时尚的代价:

时尚说:甚至,一般说来,我劝告并强迫所有追逐时尚的人,每日每时承受着成千的困难和拘束,常常是痛苦和折磨,直到某些人出于对我的执著的爱而光荣地死去。我不想谈及头疼脑热、伤风感冒、各种类型的出血、每天或间歇性的发烧，这些都是人们由于服从我而得到的报应，他们要么冷得发抖，要么热得窒息，视我的好恶而定，每到这时，他们只好用厚厚的呢子大衣护住脑袋，用棉布遮住胸部，按照我的方式去做，尽管他们因此而蒙受各种损害……

是的，存在主义心理治疗的经验告诉我们："把对存在的恐慌固着在一个被认为能够填满所有空虚的物品上是徒劳的。"正如死于自杀的法国著名女作家弗朗索瓦丝·萨冈在书中所写的："生活中给我们安慰的一切，并没有真正地让我们快乐，反而通过一种可恶的方式来束缚我们，像蛇一般阴险……我发现只有摆脱一切，才能将自己解脱。什么也不要承担，永远不要。除了激情，因为它恰恰是令人不安的。"

# 无法控制脾气的木讷男人

## 一、剧情回眸

小男孩在草丛里向一座房子凝望着，不敢走上前，直到房门打开了，一个大高个儿的男人向他微笑并伸出手，小男孩才敢缓缓地抓着那个男人的手跟他进入房间。哇——大厅里站满了人。"看，安东尼在这儿"。有人高兴地说着。人们列队两边欢迎着男孩，中间是一张摆满各种美食的长桌，一个妇人友好地带着男孩走到桌子的最前面坐下，有两个人端出了蛋糕，小男孩开心地看着这一切……"砰——"男孩惊醒过来，安东尼又做"美梦"了。

安东尼是一名军士。他存在的一个问题就是难以控制自己的脾气。

有一次在洗漱间，安东尼觉得一个同伴总是话很多，就一拳挥向了他，幸好身边的伙伴把他及时拉住了，否则对方可能会被揍扁。安东尼因被控告攻击上级军士而被降级，还被要求看精神科医生。其实，这不是他第一次来精神科了。

在前四次与精神科医生见面的过程中，安东尼拒绝谈论自己的父母和童年生活，他经常是坐在椅子上一声不吭，而且显得不甚友好，医生也允许安东尼就那么坐着，自己却忙着其他的事，或者只是喝茶、吃东西。

又一次到了预约的时间，安东尼开始谈到了自己的父母。"我有父母……我父亲叫爱德华，我甚至连他的姓都不知道，但我知道他在哪里"。这时，安东尼回忆了小时候，一个男人被击倒后摔下楼梯，"他去他前女友的住宅，他们有了争论，那女的杀了我父亲"。

发生这种事情时，安东尼的妈妈在哪里？"被关进监狱里了，我是在监狱里出生的，在我父亲被谋杀的两个月之后"。

至于他妈妈为什么会被关进监狱，安东尼也不知道。在安东尼出生后数月，他就被移交给政府了，政府把他安置在孤儿院，他在那里待了两年。他一直在幻想着妈妈会逃出来认领自己，但是她逃出来后却一直没有来认领他，安东尼也没有去找过妈妈。

在此后的就诊过程中，安东尼回忆了很多关于童年的事。

原来，在安东尼两岁的时候，他被安置在抚养孤儿的塔特家庭里，那里有塔特夫人，塔特表妹纳丁，安东尼的干哥哥基斯、德怀特，除了基斯有一半白人血统，其他人都是黑人。塔特夫人比较严厉，在孩子们眼中是个凶恶的人。她经常会一下下地抽打、一句句地威胁孩子们，幼年的安东尼害怕极了，他在童年还曾被年长的女性性侵过……

医生给了安东尼一本书——《奴隶社会》，并给他写了份建议：安东尼可以重新回到海军。没多久，安东尼又犯了两次事。一次是他被分派到航母上，在舰艇上看《奴隶社会》这本书时，被同伴调侃、挑衅；另一次是在酒吧活动中，安东尼被同伴嘲笑是"处男""同性恋"，这又激怒了他。

感恩节到了，安东尼受到医生妻子的邀请去他们家过节。没想到在这个大家庭里，安东尼感到很不自在，有人不停地在说一些不太适宜的话，尤其是一位长者提到"我希望你忘了你妈妈的节日特餐"，安东尼听完有点难受，就友好地离开了餐桌……

安东尼终于下定决心踏上寻母之路。安东尼找到女友谢丽尔，在她的帮助下去克利夫兰寻找他的亲人们。

见到塔特夫人时，"哦，黑鬼，抱我……"塔特夫人还是这样叫安东尼。安东尼拒绝了塔特夫人，开门见山地问她关于亲生父母的事情。安东尼现在不一样了，他长大了，他对塔特夫人说："你本来可以帮助我，但你反而视我为尘土……你听我说！我想你忘了，我说你听我说，现在该我说了！你明白吗？那无关紧要，你想要做什么？你不能毁了我，我没有倒下，我仍然强壮！我一直强壮。"塔特夫人看上去不太高兴就没有回答。在安东尼失望地转身要离开时，塔特夫人喊住了他，"你的父亲叫爱德华·厄尔京"。

终于，安东尼找到了爸爸的小妹！第二天一早他们就启程了，在那户人家里，安东尼知道了一个女人的住处，他要跟着一个叔叔去找那个女人——安东尼的妈妈。

到了一间房子外，门被敲开了，安东尼站在门口，叔叔向女人介绍了安东尼，女人说"那是我的长子"，随后她凝望了安东尼几秒钟，情绪有点失控，转身进了客厅，并没有按常理那样发生母子相认、拥泣在一起的情景，安东尼跟进了客厅，在她身边坐下，女人仍只是看了几眼，然后像招待客人一样问安东尼需要吃点什么。

安东尼在见到母亲并说了自己想说的话之后，亲了一下女人的脸颊，然后出门了。在客厅里，女人流泪了，双手抱头，千言万语也道不尽心中的思念、懊悔，抑或是不敢面对。

安东尼跟着叔叔回来了，家里一下子坐满了人，老老小小从进门开始一直到屋内、楼梯上，全是人，应该都是亲戚们吧，好几代人。他们热情地迎接安东尼，拥抱不断，欢迎着安东尼回来。安东尼来到一个房子前，门被打开了，里面有好多老人家，安东尼还看到了桌子上非常丰盛的菜肴，这一切就像安东尼曾做过的梦一样，他一下子拥有了梦里的一切。一大家子欢迎他的场面，对他来说真的很重要，他一直魂牵梦绕的被接纳、被拥抱、被满足，在梦境中实现了。

## 二、剧情解读

这是电影《冲出逆境》里的故事。

影片中的安东尼小时候没有得到"足够好"的母爱，其成长过程中又缺乏可以模仿的父亲，导致他的内心深处一直处于"大男孩"的状态。

用心理学家温尼科特的术语来说，安东尼自幼所遇到的女性都是"坏母亲"的形象。尤其是寄养家庭中的塔特夫人非常情绪化、凶恶、说话侮辱人，而且打人也狠。

"我不知道你们中的哪个没用的、堕落的、顽固的黑鬼，把他那肮脏的手印粘在了我的墙上，但是我打赌我会找出这个真正的人，"塔特夫人说完，便用湿毛巾抽打安东尼和德怀特，"在你们被那个没用的母亲扔掉的时候，是我接纳了你们，这就是你们的报答吗？不领情的黑鬼。"

对于童年的安东尼来说，这样的待遇或许是家常便饭。而且，他在童年还曾被年长的女性性侵过。这给他成年后与女性的交往带来了阴影和恐惧，他不知道如何谈恋爱。

出生后的安东尼没有见过亲生父亲，虽然惟一的朋友和保护者耶西能为他提供一些帮助，但耶西提供不了"好男人""好父亲"的形象，而且恰恰是其反面。安东尼回忆道，有一次，他流浪回来去找耶西，没想到耶西带着他去商店拿枪威胁店主，当安东尼试图去制止时，店主已将耶西击毙。

在这样的生活环境下，安东尼无疑是异常的孤独，正如他在感恩节读给医生听的那首诗所写：

> "谁愿意为那孩子哭泣？
> 迷惑和独立。
> 谁愿意为那孩子哭泣？
> 没有自暴自弃。
> 谁愿意为那孩子哭泣？
> 他哭泣着入眠。
> 谁愿意为那孩子哭泣？
> 谁也没有永远。
> 谁愿意为那孩子哭泣？
> 走过热沙的人。
> 谁愿意为那孩子哭泣？
> 孩子在他心里。
> 谁愿意为那孩子哭泣？
> 明白他的疾苦。
> 谁愿意为那孩子哭泣？
> 一次次的死亡。
> 谁愿意为那孩子哭泣？
> 他想成为好孩子。
> 谁愿意为那孩子哭泣？
> 谁在我心里哭泣？"

谁愿意为那孩子哭泣？安东尼？安东尼愿意，一直愿意。在安东尼的潜意识中，他一直以为是自己表现不好，才被"母亲们"抛弃和虐待，他试图通过自己的努力得到"母亲们"的肯定和爱。在见到亲生母亲时，他像连珠炮一样地发问：

"为什么你从来不来看我？难道你不想知道我在哪里……或者我在做什么……我变得怎么样了……我还活着吗？你为何不？"女人把头瞥向一边。

"我可以照顾我自己，我没有犯法，我读了上百册书，我会写诗、画画，我还周游世界，我为国家效力，我会说两种语言……我用第三种语言工作，我没有养过孩子，我不嗑药、不抽烟。"

"我总是梦见你"，安东尼试着把手搭在女人的肩膀上，"我的母亲，母亲，你什么样子、你的声音和你的微笑，甚至你的气味，这些年来我一直记挂着你，我梦见你，你不想我吗？每天去学校的路上，我想象着你就在下一个街角，我到的时候，你已经在那里了，在我脑海里，你总是在那里，你只是没有看到我，所以我跑到下一个街角，你已经在那里，我知道你会来的。然后你给我买冰淇淋，然后再带我回家……"女人还是没有说一个字，"我是个好人，一个好男人"。

通过把内心的痛苦向亲生母亲诉说，又义正词严地拒绝了养母，在父亲家人的大家庭中感受了一回爱和温暖，安东尼终于与"内在母亲"和解了。

是的，从深度心理学角度说，只有在心底真正理解了母亲，内在的心理空缺得到填补，"小男孩"才能真正地长大变成一个成熟的"男人"。

幸运的是，对安东尼而言，他的女友谢丽尔以及医生夫人的友好和接纳，补偿了他一些"好母亲"的形象，而这位精神科医生起到了"榜样父亲"的作用。正如医生在读完安东尼的诗时所作的肯定：

> "安东尼，你很棒！因为你诚实正直，你比很多人诚实，甚至在你
> 生气的时候。你对自己惟一不诚实的，就是对自己家庭的渴望，你自己
> 的家……你对他们很厌烦，因为你觉得他们不需要你，也许他们不知
> 道……"

## 三、延伸与思考

### （一）"够好的母亲"与"促进性环境"在孩子成长中的意义

英国心理学家温尼科特有一句名言："从来没有婴儿这回事儿。"这就是
说，当你看到婴儿的时候，一定要同时看到照顾他的母亲。这是温尼科特思
想的标志性语言，也是他理论的出发点，其指出的是"够好的母亲"与"促
进性环境"。

温尼科特非常关注早期的母婴关系中"够好的母亲"和"促进性环境"
对儿童人格发展的重要性。的确，婴儿的第一环境是母亲，促进性环境可以
使个体有机会健康成长。如果环境不够好，尤其是在生命之初，就有可能会
导致孩子在成长后出现心理不健康，甚至是心理障碍。影片中的安东尼即是
其例，我们在第二章里讲述的童年创伤也是如此，影片《喜福会》中的三对
母女也表现得非常典型。

那么，对婴儿来说，什么样的环境是母亲能够提供的环境呢？温尼科特
在1969年对母亲们的演讲中是这样说的：

> 你提供的环境主要是你自己，你的人格，你的本性，你独具特色的
> 特征，这些都能帮助你认识你自己。当然还包括你身上的一切，你的气

味，你的温度，还有那个将成为你孩子父亲的男人，还可能包括其他孩子——如果你有的话，以及祖父母等。换句话说，我所做的仅仅是描述一个儿童会逐渐发现的家庭，包括你的家庭与其他家庭不太一样的特征。

为了成为"恰恰好"的养育者，温尼科特强调了以下几个方面：

1. 谨记孩子的脆弱性

婴儿不知道自己是什么，也不知道在哪里。只是挣扎着存活下去，抓住吃奶的客体；婴儿也无法互动交流。

2. 允许孩子表达愤怒

健康的孩子有许多暴力和恨。孩子没有得到奶时会说："如果你让我失望了，我一定会觉得自己要被野兽吞噬一般。"

婴儿有时会表达攻击性，父母至关重要的做法是：允许愤怒的表达，而不要对其进行恐吓或是说教。如果婴儿在愤怒的时候大哭，照料者应保持冷静，这样会在相当大的程度上增加婴儿的能力——即他感受到的以为是真实的感觉，其实并非如此。

3. 别让孩子太过顺从

我们经常对顺从自己规则的孩子感到欣慰，并夸其为"好孩子"。但温尼科特却对这种"好孩子"甚是担忧，他相信这样的孩子会因家长们过早且过于严格地要求孩子顺从而造成"假我"的出现，即一种表面顺从，但其实是压抑了自身重要本能的人格面具。在温尼科特的概念中，那些缺乏创造力的成年人是内心已经有部分死亡的成年人。他们的父母亲多半没有对叛逆的涵容之心，过早地让后代成为"好孩子"。于是扼杀了他们变得适度的好、适度的慷慨和善良的能力。

4. 让孩子成为自己

每个失败的养育环境都会迫使孩子过早地适应。举例来说，如果是混乱的养育环境，孩子会对环境做出过度判断，理性部分被过度刺激。很有可能在接下来的生活中，该孩子在成长过程中表现得很理智，有些孩子很会"照顾母亲的情绪"。温尼科特尤其憎恨那些人，他们总爱跪着把孩子上下摆弄引其咯咯笑，其实这是利用孩子的笑声来抵御他们自身的悲伤。温尼科特觉得健康的养育做法其实很简单，就是以共情的名义做事，了解那小小的、神秘的、美丽的、脆弱的人，承认他独特的品质，全然地尊重他。

可以看出，在安东尼的童年，无论是原生家庭的母亲还是寄养家庭的母亲，她们都没起到"够好母亲"的作用，而且生活环境也非常恶劣，这些都是导致他难以控制脾气和木讷的深层次原因。

（二）成长中的孩子如何处理与母亲的关系

影片中的成年安东尼在经过心理咨询之后，能像连珠炮一样地向亲生母亲发问，并且强势地向养母表达自己的观点。在此之后，他的感受也变好了。从心理治疗的角度，对成长中的孩子来说，以下三个方面能力的培养非常重要：

1. 接受母亲的缺点，允许自己充分体验悲伤

这是被"母爱"束缚的孩子自我疗愈的第一步。尽管"没有一个好妈妈"这一事实让人伤心，但是我们必须要面对现实，改变才有可能会发生。这时，我们会感到失落和悲伤，但如果你想成长，就必须像诗人鲁米在《客房》中所写的那样，充分体验和接纳这些负性情绪。

2. 在心理上从母亲那里独立出来，转变消极的观念

一直以来，"母亲"教给我们太多的东西，我们按照她的理念行事，从穿什么样的衣服到选择什么样的人做朋友，从上大学读什么专业到从事什么样的工作，甚至与什么样的人结婚，我们都没有自己的想法。如果我们惟一的想法就是"我还年轻，我做得不够好"，那么，从现在开始该独立出来了。

### 3. 建立真实的自我意识

如果说"你是谁？"这个问题太大、太模糊，那么至少你要搞清楚自己喜欢什么样的东西，喜欢做什么样的事情。因为只有在兴趣盎然的领域，你才会富有创造力，才会成为真实的自己。

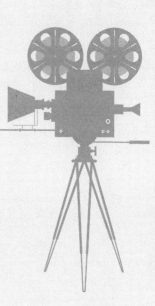

第四章

痛苦不是想忘就能忘记的

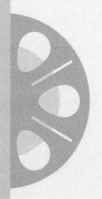

随着年月的流逝，任何人都得背上越来越重的记忆的负担。

——博尔赫斯

有一首歌的名字叫《忘情水》，其中有两句歌词是这样写的："给我一杯忘情水，换我一夜不流泪；给我一杯忘情水，换我一生不伤悲。"还有一首歌的名字直接就叫《忘记你不容易》。

马克斯韦尔·安德森是《温特赛》中曾判处萨科和万泽蒂死刑的法官，他在自己的晚年岁月里，不停地向他人解释自己当年的行为，试图在为自己的行为辩护，他无法忘记，也无法把自己的行为与自我形象整合到一起。最后，他患上了老年精神病。

太夸张了吧！忘记痛苦有这么难吗？如果你接触过有创伤后综合征的患者，或者你从事过精神分析工作，不用说切身体会过，你就不会觉得夸张了。

本章通过对电影《K星异客》《美丽心灵的永恒阳光》的解读，结合心理防御的机制和临床心理治疗的经验，告诉大家一个事实——痛苦不是想忘就能忘记的。

## 意识不到的痛苦并不等于消失了

### 一、剧情回眸

在熙熙攘攘的火车站里，一名老妇人被几个小流氓抢了行李，又被撞倒在地。墨镜男上前想帮忙却被及时赶到的警察误以为是抢劫者，幸好有退役的老兵费迪作证他不是。由于工作的缘故，警察需要进一步地盘查，但墨镜男给出了一些让人费解的回答，"我不是坐火车来的""你们的星球有多亮"。

于是墨镜男被警察当成精神异常者带走了。

墨镜男入院一个月后，医生通过检查没有发现他使用致幻剂的迹象，亦没有发现他大脑和躯体有器质性病变，不可思议的是他对大剂量的抗精神病药无反应，他仍认为自己是外星人。于是，这个温顺得像猫一样的墨镜男（男护士对他的评价）被转到曼哈顿精神疗养院，由马克医生继续为他诊治。

墨镜男自称是普洛特（Prot），来自K-PAX，一个距离地球一千光年、在天琴座附近的星球。他是在四年零九个月前乘坐光束（六倍的光速）来到地球的。Prot的表现以及无法解释的抗精神病药物对他无效的现象，使马克对他产生了兴趣，他希望进一步了解他。

苹果、香蕉等水果对于马克乃至地球人来说实在没有什么特别之处，但Prot每次都能吃得津津有味，甚至连水果皮也一起吃下，还表示"为了你们的果蔬，我也不虚此行"。Prot告知马克，K星人也是要生育的，但他们的生殖过程并不愉快。在得知Prot能看到紫外线，在他习惯微光后，马克把办公室的窗帘拉上，甚至关掉了灯光，让Prot感觉像回家一样。Prot也终于摘下了墨镜，他告诉马克，在K星没有像地球上的家庭，小孩子不是由亲生父母抚养，而是由大家轮流着抚养，由所有人教导。更准确地说，在K星上没有婚姻，没有太太，没有先生，更没有家庭。从社会结构来说，K星没有政府，没有法律，更不会有律师。在马克对K星人分辨对错以及惩罚问题质疑时，Prot说："宇宙中的每一个生物，都能分辨对和错。""你们人类，大多数的人，赞同'以牙还牙，一命还一命'，这种手段在全宇宙，都被认为是愚蠢的。你们的佛祖和耶稣都反对，可是连他们的教徒都把他们的话当耳旁风。人类，真不明白你们怎么有办法活到现在。"

由于Prot对K星描述得煞有其事，马克希望从事天文工作的妹夫史蒂夫可以帮忙证实K星的不存在性。谁知Prot对于天文学知识的了解程度让史蒂夫很是吃惊，尤其是双子星系轨道运行，因为这事仅有全球首屈一指的天文学家和他的两三位同事知道。后来 Prot 现场描绘出双子星运行轨道，甚至给出计算方式解答天文学家百思不得其解的问题——双子星自转模式所出现的摄动，并告诉在座的专家，这些知识在 K 星是常识，如同地球上的小朋友都知道地球围着太阳转。

有一天夜里，马克突然从睡梦中醒来，反复听录音确认 Prot 到地球的时间，联想白天 Prot 曾告诉自己要在 7 月 27 日 5 : 51 回到 K 星，马克可以肯定的是，5 年前的 7 月 27 日，Prot 经历了一件对他打击非常大的事情。马克想尽早查出来，于是他邀请 Prot 一起参加家庭聚会，希望能让他回忆起一些事情。不能说一无所获，宴会上的小插曲让马克意识到 Prot 对秋千的使用很是熟练，以及经历过暴力意外（当花园里的洒水器打开时，Prot 变得躁动不安要去保护马克的女儿）。

马克希望能回溯 Prot 的过去，更希望他能面对过去，于是他对 Prot 进行了多次催眠，了解到一些意外的信息。

在此基础上，马克通过 Prot 所使用的铅笔上残留的字符，寻找到了 1996 年 7 月 27 日事故发生地以及主人翁的名字叫罗伯特·波特（Robert Porter）。马克马不停蹄地来到事故当地的警局，了解到 Robert Porter 是一位沉默寡言、非常聪明且力气非常大的人。他的妻子叫莎拉，他们育有一个女儿。

马克跟随警官一起去了 Robert Porter 的家，由于没人管理，目前房屋已断壁残垣。警官告诉马克，根据现场迹象分析：一个坐过两次牢的流浪汉，在 Robert Porter 外出时到家里来抢劫。当时 Robert Porter 的妻女在屋后，被流浪汉逼进屋内，然后流浪汉强奸了他的妻子，最后又杀害了母女二人。这些情况被回来的 Robert Porter 发现，愤怒的他一下子就把流浪汉的脖子给拧断了。

马克在院子里发现一个破坏了的秋千以及一个铁锈斑斑的洒水器，他仿佛看到：Robert Porter 的妻子幸福地望着正在开心地荡秋千的女儿；Robert

Porter 痛心疾首地跪在洒水器边冲洗着沾满妻女鲜血的双手。

最后，马克跟着警官来到了河边，河水湍急，但被告知当时并未打捞到 Robert Porter 的尸体。

在 Prot 离开的前一晚，马克为其"饯行"。Prot 表述了自己的感触："地球的生物多到能住满五十个星球，植物、动物、人、细菌、病毒……你推我挤地设法生存，撞来撞去，互相依赖，建立关系。"

"就算我离开 K 星，也不会有人怀念我。可是我觉得离开这里，我会被人怀念。"马克希望他留下，并让他看 Robert Porter 高中时的照片，Prot 仍是拒绝留下，并表示自己与 Robert Porter 不是同一个人，既然已经找到 Robert，就希望马克好好照顾他。

7 月 27 日 5:51，随着太阳从空中钻出来，马克在洒满阳光的病房里发现了躺在床下形槁心灰的 Prot。

## 二、剧情解读

这是电影《K 星异客》里的故事。

在内在痛苦的情感被唤醒之前，Prot 表现得聪明、理性、幽默，犹如一位天才，似乎比正常人还"正常"。但是，在催眠过程中，他痛苦的程度显得非常强烈，心率急剧加快。影片最后，Prot 呈现出典型的紧张型精神分裂症的表现，能听到别人的话，但就是不跟外界交流。

可以看出，影片中的 Prot 曾经遇到过重大的精神刺激——老婆被强暴、妻女被杀之后，他杀死了凶手，然后自杀未遂，再之后出现一些"怪异"的行为。这在精神医学中被诊断为"创伤后综合征"。

在似乎没有痛苦的表面状态之下，Prot 潜意识中的痛苦其实是一直存在的。这一点可以从 Prot 的多次催眠状态中看出来。

用精神医学的术语来说，创伤后没有得到有效治疗的 Prot 处于"情感麻木与回避行为"的状态。这类个体往往会回避任何可能引发创伤联想的刺激，无法回忆创伤时的某些重要方面，拒绝或害怕接触某些场合或触发物，如某些影视节目、新闻报道及与创伤相似的环境等。他们的生活情趣减退，情感麻木或出现表达障碍，环境适应能力减退。

虽然影片的最后没有进一步描述，但既然 Prot 的病因明确了，或许他坐在轮椅上的时间就不会太久，经过适当的治疗，他还是有可能会脱胎换骨的。

### 三、延伸与思考

（一）理解"创伤后综合征"

"创伤后综合征"又称创伤后应激障碍，是指由突发性、威胁性或灾难性生活事件导致的个体延迟出现和长期持续存在的精神障碍，其临床表现以再度体验创伤为特征，并伴有情绪的易激惹和回避行为。"创伤后综合征"主要的临床表现有以下三个方面：

1.再体验

又称为"闪回"，即个体会产生闯入性的创伤情景再现，而且再现的内容非常清晰、具体。尤其生活中可能会与创伤产生联系的任何事物，都有可能引起个体对创伤情境的再体验，并且这种体验会给个体带来极大的痛苦，还有可能会使其症状进一步恶化，产生焦虑、恐惧、自责、失望、抱怨等情绪问题。

2.持续性回避或麻木

出于对再体验的痛苦，个体会主动回避一些可能会引发创伤体验的事或物。受害者情感反应迟钝，变得麻木。从心理防御角度说，这种回避反应对个体是一种保护机制。

就像影片中的 Prot 那样，创伤者有时候会进入一个分裂的状态，也就是关于创伤的记忆被隔离出本体从而成为另一部分，或者被压抑在无意识中，不让意识觉察到。这也是机体的一种自我保护机制。还有一些创伤者会出现分离性身份障碍。他们中的一些人可能会放弃自我的积极生活，放弃对生命意义的追求，如同行尸走肉一般，过着空洞无意义的生活。电影《从心开始》中的主人公查理·芬曼在家人经历空难之后的生活状态也是如此。

3. 过度警觉

许多小的细节事件都能引起患者比较强烈的反应。不少患者出现难以入睡、做噩梦、易惊醒等睡眠障碍，表现出易激惹或易发怒、容易受惊吓、注意力不集中等警觉性增高的症状。

（二）感受不到痛苦的常见心理防御机制

精神打击的力量那么大，为什么 Prot 曾经在很长时间内感受不到痛苦呢？这并不是因为 Prot 冷血无情，而是涉及心理学中的一些心理防御机制，主要有以下四个方面：

1. 有意忽略 / 否认

这类个体通过有意不去理会、否认或彻底"忘掉"那些让我们感到困扰的信息和事实，就当它们根本没有发生过，以躲避心理上的痛苦。

就我们临床所见，这种有意忽略 / 否认在肿瘤病人以及处理肿瘤的医护人员身上体现得比较充分。我曾经遇到数位肝癌伴腹腔转移的病人，他们的腹腔里有大量的积液，食欲很差，身体消瘦。然而，据家属反映，在医院检查后回家这几天，病人的食欲很好，食量也很大。家属为此很高兴，以为医生诊断错了，或者病人身上发生了奇迹。但是，这种状态是持续不了多久的。

2. 压抑 / 封闭

压抑 / 封闭是某种意识的心理过程，旨在把某种情欲和观念从意识领域赶出去。马丁（Martin）指出，这种心理过程的表现是阻止有关信息进入注意力的中心。这些信息可以放在意识的边缘，因为在那里它们可以不被注意。但是，不让这些边缘信息进入注意力的中心是要付出代价的。例如：

请观察一位参加聚会的人。他快乐洒脱，说话幽默，放声大笑，与别人友好交谈，总之，他给人一种很幸福、很满足的形象。聚会结束，他起来离开时，仍面带微笑，并说今晚聚会的感觉太美妙了。可是，在门关上的一刹那，也就是我们仔细观察他的那一刻，他的面部表情突然发生了变化：他的微笑不见了，代之的是一种深深的忧郁的表情。

当然，这是意料中的事，因为他现在独自一人，身边没什么事和人可供他说笑。在进一步分析后有可能会发现，尽管参加该聚会的人平时也活泼开朗，忧郁的表情也只持续数秒，但在他内心深处却埋藏着深深的孤独感和无价值感。为了不让自己痛苦，他就把它们压抑／封闭在意识边缘，不让自己意识到孤独感和无价值感的存在。下面这位来访者的情况就是如此：

> 该来访者是一名 42 岁的男性，因失眠 1 个月就诊。他在 1 个月前因与单位领导闹别扭而开始出现失眠、不高兴。其原因是比他资历浅、能力差的同事升职了，而他平时勤劳、人际关系好却得不到升职。该来访者说自己进这家公司之前在部队当过班长，吃苦耐劳，平时性格开朗，朋友较多，喜欢聚会、运动，在家里也用不着他做事。经过数次心理治疗之后，我们发现这位来访者本次失眠的真正原因是：同事的升职触动了其一直处于封闭状态的无意义感。

### 3. 分心

这里所说的分心是指一个人回避他不想面对的事情，是一种避免真诚地面对自己的方式。例如，当一个人开始思索他在职业生涯中的失败时，他会避开那些主要问题，去考虑一些无意义的内容：或许是一些无意义的统计数字，或许是在工作中建立的人脉，或许是计划中的一次休假，等等。他与人交流的时候往往会转换话题。初次见面或不那么熟悉他的人会认为他是个健谈的人，而部分原因是他已经成为转移话题的专家了，因为有些内容他并不想谈论。

这种心理防御机制在上瘾冲动者中比较常见。他们好像永远有新的计划，他们一次又一次地重新定义世界，以符合自己的幻觉，从而相信事情还在他们的控制之中。

4. 情感隔离

情感隔离是指当一个人意识到负性情绪时，马上用智力去封闭或分心。这种策略往往伴随于有意忽略 / 否认、压抑 / 封闭、分心等策略，并不是完全不同的层次。这种策略以情感冷漠或情感超然为特征，它是一种逃离真实自我的方式。影片中的 Prot 曾经的状态就属于情感超然的状态。下一章介绍的电影《香水：一个杀手的故事》《撕裂的末日》中的主人公也是如此，显得异常的冷漠。

如果我们隔离情感，将会付出巨大的代价。正如《撕裂的末日》中的一句台词所示："没有感觉，没有爱，没有愤怒，没有悲伤，呼吸只不过是摆动的时钟。"

（三）是否该唤醒被屏蔽的那份痛苦

许多经历过地震、海啸、性侵之类的个体经常会出现类似 Prot 那样的状况，例如电影《从心开始》中的主人公，把曾经的那份痛苦情感深深地埋入潜意识之中，只要不去触动，很多时候他们显得"很正常"。

我们是否该把那份痛苦的情感唤醒并进行治疗呢？

影片中的精神科医生马克在发现 Robert Porter 遇到灾难的真相时说道："太惨了，换作是我，也是宁可不知道。"

从事精神卫生科工作以来，我一直在问自己这个问题，尤其是在接诊那些政客们的时候，更是如此。不过，如果抛开我们的文化习俗，唤醒内在的那份情感是心理治疗尤其是精神分析治疗的重要一环。而且，如果方法适当，病人不仅不会疯，还有可能会在生活中发现新的意义。不然，心理障碍者将永远活在没有灵魂的"假我"状态或者长期受抑郁、焦虑、强迫、失眠等症状的折磨中。下面这个案例即是如此。

林女士，52岁，有两个女儿，均已成年并成家，她丈夫是个老实人。林女士自己有着一份收入可观、稳定的工作，平时，她乐于助人，"金点子"随时都有。看似幸福的人，事实却并非如此。

据了解，林女士15年来间断失眠，且总是想东想西，停不下来，近两个月症状明显加重。容易忘事，有反复检查门窗安全的习惯，"头脑闲不住"，易怒，别人说一句她不爱听的话，她就会骂人。她在晚上7点左右上床看电视，只看新闻，从来不看情感剧。她曾就诊过多家综合性医院的精神科和精神病专科医院，被诊断为"强迫症""失眠症"，因使用药物治疗效果差，被人介绍到台州医院精神卫生科做心理治疗。

林女士在心理治疗过程中逐渐向医生透露了几个特别的现象：

1. 她似乎不知道疼痛，手术时用的麻醉药量往往只需要别人的一半，而且手术后很少用止痛药。有一次，她的手臂上起了个很大的淤青块儿，骨科医生问她什么时候受伤的，她居然说不知道。

2. 她说因为自己比较聪明，一般的人是玩不过她的，所以比较能赚钱。

3. 她从来没有哭过，不知道哭是一种什么样的感觉。

4. 在夜深人静时，头脑中有时会冒出"去死"的念头，很强烈，经常是以她的丈夫强行把她按住来收场。

5. 她在难受时需要通过不停地跑步、游泳等剧烈运动来发泄。

6. 她与丈夫总是"相敬如宾"地生活着，在过性生活时感受到的不是愉悦，而是肮脏和煎熬。

7. 经常做同一类型的梦：放羊时，羊丢了。其中有一个梦是这样的：

天渐渐地暗了下来，我准备把羊赶回家，谁知跑丢了一只羊。我一路打听寻找跑丢的那只羊，最后被告知那只羊在崖顶上。依我以往的经验所知，此崖无路可走，我准备爬崖上去寻找羊，不去顾及是否安全了。此时，一个樵夫从深山里走出来，告知我有一条小路可以到达崖顶，我试着往樵夫所指的方向走去……

原来，林女士出生在一个贫穷的小山村，她上面有三个姐姐，到她出生时，家里就有四个女儿了。据说，因为生的全是女儿，当时村里人背地里议论她爸爸会断了"香火"。于是她爸爸就托人把她卖给了一对无子女的夫妻，当时对方给她爸爸付了一些定金。她妈妈舍不得她，便去算命先生那里给她算命。那个算命先生说，如果把她送人的话，她家真的就会"绝后代"。因为她会招弟，起码会招三个小弟弟。她爸爸听后，也舍不得卖她了。于是就去砍柴、卖柴凑足已经用掉的定金给了买家，又把她留在家里养大。

一年后，她的大弟弟出生了，她爸爸开心极了，他终于有"后"了。几年后，她的二弟弟和三弟弟相继出生。

她家里养了很多只羊，从小学到初中，她中午放学要先去割草再回家吃饭。那时，她会在放羊时看书或者做作业。如果羊看不住，跑下山来吃了庄稼或者羊被狼吃掉了，她晚上就别想回家。因山上狼很多，羊经常被狼吃了，她必须带着木棍上山放羊，不知和狼对打了多少次。如果晚饭时羊没有到齐，她就要孤身一人夜里八九点钟还在山上找羊。在父母的眼里，她没有羊值钱，也就在那时，她对羊产生了浓厚的感情，经常对羊诉说心里的不满。

高考落榜后，她爸妈说了，现在有三个小弟还在上学，如果她回去复读的话，家里会负担不起，再说她已经高中毕业了，万一还是考不上，这钱就打水漂了。要真想读可以，爸妈去贷款、借钱，如果没考上，就要她自己想办法连本带息归还。她听到这些话后就退却了，也就不敢去复读了。一年后，她们班里回去复读的同学有一大半考上了大学（现在他们好几个都过得很不错）。她伤心极了，又想到了死，有时候，她就把羊群赶到坟堆，然后坐在旁边想着自己的归宿，有时候，她先把羊群赶回家，晚上她一个人再回去坐在坟旁。

自从高中毕业后，她陆续做过很多行业的工作，但凡她想干的，在她的努力之下似乎也都能成功。当然也经历了层层险关，有差点儿没命的，但是可能她命大，也都脱身了。

在多次的心理治疗过程中，医生逐渐明白了，林女士童年曾因女儿身被父母"遗弃"，开始在潜意识中有了"抛弃"这一身份。自从"高考落榜后"的这些年，她一边因为自己的"无能与失败"自怨自艾；另一边却又一直在"证明"着自己的"能力"，不甘平凡。她在一生中表现给他人的形象是"男性的"，永远不会向他人承认自己的"脆弱"。

尽管从表面上看她很"成功"，然而，在她的梦中或现实生活中，她都把自己弄丢了，自己真的被困在了心底。当她慢慢开始打开心扉，学习内观、自我探索时，林女士内在曾经被"忘记"的痛苦情感被唤到意识层面，并得到处理。在治疗将近结束时，她做了如下的梦：

> 雨后的空气中，青草的气息特别清新，羊儿们在山坡上悠然自得，我嘴里噙着一根狗尾巴草，眯着眼睛心满意足地望着我的羊群。天渐渐地暗了下来，不知怎么，羊儿们跑到墓地里，我着急地呼唤着它们的名字，羊儿们虽一一给予回应，但仍在墓地里转悠。此时我想到了领头羊，便多次呼唤领头羊的名字，终于，领头羊从墓地里出来并来到了我的身边，其他的羊儿们也陆陆续续地走出墓地。但有一只小羊羔仍在墓地里乱窜，没办法，我只好走进墓地里把它抱了出来。小羊羔用头蹭着领头羊的身体像是在撒娇。远处炊烟袅袅，我和我的羊儿们朝着家的方向走在山间小路上……

作者曾经戏称林女士是位"牧羊人"，自小时候开始，她就把自己内在的那只羊给弄丢了。我们通过综合运用"禅疗"、音乐疗法、观影疗法、日记疗法、认知疗法以及角色转换技术等，同患者探讨存在意义上的"人生困境"，使其认识到无论是失眠，还是停止不了的强迫思维，许多时候使用药物是无能为力的，更多的时候可以从自己的内心深处、生活模式中去寻找答案。对她来说，治疗的本质就是把没有意识到的那份痛苦挖掘出来并解决掉。

还有一位潘女士，其症状与林女士相似，曾经因失眠、焦虑、反复思考进行过 5 年的精神科药物治疗，但效果很差。在台州医院精神卫生科进行"禅疗"的过程中，医生让她看电影《当怪物来敲门》当家庭作业，她看完后说自己崩溃了，并且她在日记中写道：

昨晚，在看《当怪物来敲门》这部电影的时候，在大树喊着说出真相时，我想说：老公，我一点儿也不爱你，但为了孩子，我愿意和你相处。当康纳趴在他母亲身上，说不要离开时，我也想说：哥哥，我爱你，我不想你离开。这种爱是指男女间的爱，难怪会想象睡在哥哥的坟里，跟哥哥做爱之类的，可能是哥哥之前曾把他的生殖器抵在我的性器官上，产生了快感，把心也交给了他，之后再也无法爱上另一个男人，我喘着气，久久地无法平静，难怪会冒出《世上只有妈妈好》《学习雷锋好榜样》等歌曲，这些歌都是哥哥生前唱过，又好像没唱过的，我凌乱了，我崩溃了，原来我爱着哥哥！我想哈哈大笑，然后疯掉。那句脏话好像也是哥哥骂过的，我情绪凌乱了，我崩溃了，整个晚上我的情绪都无法平静。

第二天，潘女士对自己说：乌黑的脏水已全部流尽，我的身体是干净的，我的灵魂也是干净的，轻盈、憧憬、无所畏惧，我不爱我哥哥，小时候的事，自己内心上感觉脏了，导致我不能全身心地去爱老公了。自此，她的病霍然而愈。

因此，我们说，"意识不到的痛苦并不等于消失了"。从某种程度上说，心理障碍者需要处理的正是那份没有被意识到的痛苦。

# 忘记只发生在意识层面

## 一、剧情回眸

乔尔和克莱门汀是一对相恋很久的情侣，但是两人常有争吵，这一次，因为乔尔的猜疑惹毛了克莱门汀，冲动的她离开了乔尔，两人不欢而散。

当乔尔意识到问题的严重性后买了礼物前去克莱门汀工作的书店找她，他希望能给她一个惊喜。却不曾想到，见到她时，她正和一个很年轻的小伙子待在一块儿，很亲密的样子。"她看着我的样子，好像根本不认识我"。那个男孩叫帕特里克。

乔尔心碎不已，回来和朋友抱怨、诉苦，却从朋友那里得知原来克莱门汀进行了对乔尔的记忆清除术，乔尔现在对克莱门汀来说就是一个陌生人。

无法接受现实的乔尔一气之下也去了"空白公司"寻求帮助，希望知道克莱门汀到底是为什么。霍华德医生告诉乔尔，克莱门汀因为活得很不快乐，她想要新的生活。乔尔知道后要求当晚就清除关于克莱门汀的一切记忆。

医生要求乔尔先做好一些事情——回家寻找所有与克莱门汀有关的事物。他们将用这些事物在乔尔的大脑里建立一个与克莱门汀有关的印象，这样就需要乔尔提供相片、衣物、礼品……他们想清空他的家，想从他生命中清除克莱门汀。这样，过了今晚，第二天清晨醒来时，乔尔发现自己躺在床上，就像什么也没发生过一样。一个全新的生活等着他。

乔尔带了两大袋子属于他和克莱门汀的东西来到诊室，他先向医生讲述了两个人之间的一些事情，从近期开始，慢慢地向以前删除。人的每一段记忆中都会有一个感情核心，当这个核心被清除掉时，相应的记忆会缓慢消失。

乔尔服下药后躺在床上，霍华德医生的三个助手来到乔尔家中开始为其进行清除术。

由近至远，由情感僵化、两人争吵，回到热恋相爱，由一开始的报复，泄愤，渐渐地随着记忆的深挖，乔尔变得不舍，他留恋他们在一起的旧时光。

乔尔这时意识到，自己并不想忘记克莱门汀，他不要清除术继续下去。

乔尔开始对记忆清除设备进行了抗争。

在记忆里，一边是往事与克莱门汀的消失，一边是乔尔意识的竭力挣脱，他试图通过带着克莱门汀躲在童年耻辱的回忆中以躲避设备对两人相处的记忆构建。

而随着清除过程的推进，乔尔恍然明白，他已被医生的一个助手模仿代替了，助手帕特里克利用乔尔当初提供的留念之物与"失忆"的克莱门汀交往。这也是那天在书店里克莱门汀无视乔尔的情形。

也正是乔尔强大的意念使清除过程中出现了问题，助手只好在半夜里请来霍华德医生亲自上阵处理。

霍华德的到来，引出另一个故事：女助手玛丽对霍华德医生暗生情愫已久，终于在这一夜，她道出了心中的仰慕之情，却被霍华德的妻子发现了，而当三个人照面时，才发现原来玛丽也做了记忆清除术。因为很早之前玛丽就和霍华德有过一段感情，只是她觉得记忆清除后可以克服一切困难。玛丽回到诊所翻出自己的档案，她听了录音之后，犹如晴天霹雳，她选择辞职，并把诊所里的病人录音全都寄回给病人。

天亮之后，乔尔"从梦中"醒来，新的一天，本该要去上班，他却找借口请假了，乔尔突然改变行程，坐上了去蒙托克的列车……

蒙托克的海边，乔尔和克莱门汀相识，他们再次相爱了。

又是一个插曲：当他们回来后，各自都收到了玛丽寄来的资料，他们互相听了要清除对方记忆的原因。

克莱门汀："我来清除对乔尔·巴瑞斯的回忆，他很无聊……这理由足够清除对他的回忆吗？我最近在想，以前的我和现在的我差异太大，他改变了我，现在我总是很生气，和他在一起时，我不再像是我自己，我甚至不能忍受看见他那悲惨、懦弱的笑容，那真是个令人讨厌的家伙，知道吗？我和他之间的爱情玫瑰已凋谢了。"

乔尔："她很聪明，但没受到过多少教育，我没办法和她谈论书籍，你知道吗？她只是个喜欢看杂志的女孩，她的用词发音很差，有时令我在公共场所感到难堪，因为她会把'图书馆'都读错了，我想克莱门汀真正吸引人的地方，就是她的个性能让你忘却世俗的烦恼，她就像燃烧的流星，载着你去极乐之地，但你很快就会发现，那只不过是她精心设计的圈套，一种显而易见、华而不实的圈套，但那仍然诱惑着你。真正的克莱门汀在哪里？简直是扯淡！我认为她的性生活是有目的的……"

当时，他们的谈话真的是不堪入耳，他俩要就地分开。这一次，乔尔主动追出去叫住克莱门汀，他希望能从头再来。两个人经历过这戏剧般的重逢后，在漫天风雪里追逐打闹……

## 二、剧情解读

这是电影《美丽心灵的永恒阳光》中的故事。

在日常生活中，每当人们遇到痛苦，就会有人劝他说："忘了就好。"人们希望能够通过某种方式清除大脑里不愉快的记忆，以为这样就可以免除痛苦。

记忆中的人、事、物真的能一样样地消失吗？

影片告诉我们，答案是否定的。在记忆里，克莱门汀曾对乔尔说过"到蒙托克找我"，而乔尔经过记忆清除术，"从梦中"醒来本该要去上班的，他却借口请假了，在路上突然改变行程，坐上了去蒙托克的列车。乔尔看似成功清除了关于克莱门汀的记忆，却依旧难以舍弃。

同样地，"祝福那些健忘的人吧，因为他们战胜了自己过去的错误"，玛丽以为自己清除了关于霍华德的记忆，到头来还是爱上了他。

为什么会这样子呢？因为人除了意识之外还有个潜意识。

### 三、延伸与思考

一个女秘书嫉妒她雇主的一位同事。尽管这位同事的名字清清楚楚地印在她所使用的名单上，但她却惯常忘记邀请他参加会议。当有人询问她这是怎么回事时，她只是说她"忘记了"，或者说别人"打扰了她"，因而造成失误。她从未向他人承认过，甚至从未向自己承认过，造成她的这种遗漏的真实起因。

与这个女秘书相似，很多人都说自己记忆力不好，容易忘事，许多人甚至因此到医院就诊，他们还有可能会因此而服用大量"补脑"的药物。

如果你有医学知识，就很容易明白，除了部分由痴呆、脑外伤、脑损伤等脑器质性疾病所致的记忆力差而导致"真性遗忘"之外，许多遗忘往往是一种假象。这种假象在精神卫生科的来访者中尤为多见。

当然，这并不是说他们假装忘记，而是有可能因为受焦虑、抑郁等负性情绪的影响，他们的注意力难以集中。也有可能是因为他们的注意力狭窄或注意力固着在其他地方而把眼前的事物"过滤"掉了。

这种遗忘相对容易理解，而像上述中的女秘书的遗忘就有些令人匪夷所思了。但对当事人来说，这是千真万确的事实。如果有人说她是假装或故意的，她就会觉得被冤枉而感到委屈。这种状态在双重人格或者多重人格患者中最为典型。

是的，从精神分析的角度来说的确如此。弗洛伊德的精神分析理论认为，人类之所以会遗忘一些经验，主要是因为这些经验会使人产生痛苦、不愉快和忧愁，于是便拒绝它们进入意识，将其排除在意识之外并储存在无意识之中，换句话说就是"被无意识动机所压抑"。但这并不等于这些内容不存在了。就像你看到一辆车在街道的转弯处不见了一样，它只是去了另一个地方而已。这种现象在心理学中叫"潜隐记忆"或"隐匿记忆"。例如：

一位作家可以按照预先设想好的计划，顺理成章地写出故事的梗概，或者勾画出故事的线索。但突然之间，他却偏离了原来的题目。也许他想到了一个新的观念，也许他想到了一个迥然不同的意象，又或许他想到了一个全新的准情节。如果你问他，是什么原因使得他偏离了原来的题目，他将会无从回答。他甚至可能根本就没有注意到所发生的变化，虽然他此刻写出的内容完全是崭新的，但是显然他以前对于这种内容一无所知。然而，有时这种内容却能令人信服地表明，他所写出的东西与另一位作家的作品——与他相信自己从未见过的作品之间有着惊人的相似之处。

由于我们的世界充满嘈杂，使人们不停地处于忙碌状态，所以这些潜藏于潜意识中的内容不容易被意识到。但这些内容却在默默地影响着你的日常生活。当你受到一种情景、一种气味、一种声音或者其他的"暗示"内容引触时，这种记忆就可能会浮出水面，使你感到痛苦。下面试举两个例子来说明：

例一：一位在办公室繁忙工作的女士，平时显得活力四射，光艳动人。可是她经常无缘无故地出现焦虑、注意力不集中的情况，甚至感到头晕目眩，并表现出抑郁、焦虑的征象。不知不觉地，她会听到远去的轮船发出的粗而响亮的噪音。原来，这一切使她潜意识地想起了她与前男友不愉快分手的场景，这是她一直都在竭尽全力要忘记的一幕内容。

例二：教授和他的一个学生在乡间散步，他们正在全神贯注地进行严肃的对话。突然之间，教授注意到，他的思路被源于他早期童年时代的一种出人意料的记忆波流打断。他无法解释这种精神涣散是出于何种原因。他所谈论的话题之中仿佛没有任何东西与这些记忆相关。回首环视，他看到自己刚刚走过一家饲养场，而这些童年的记忆在他的心中油然而生之时，正是他走过饲养场之际。他向学生提议，他们应该走回引起他幻觉出现的地点。当他们走回那里时，他闻到了鹅的气味，即刻，他认识到正是这种气味引发了他的记忆波流的出现。

童年时期，他居住在一个养鹅的饲养场，鹅所特有的气味给他留下了一种持久的但却被遗忘了的印象。在散步的途中，当他走过饲养场之际，他潜意识地注意到了这种气味，因为当时他的注意力集中于谈话，而且气味的刺激并未强烈到可使其注意力转向它，直接达到在意识层面上被感知的程度，然而，它却唤起了"被遗忘的"记忆。

因此，遗忘可能是一种假象，那些希望达到"忘记痛苦""保持快乐"者，往往是自欺欺人的，或者有如鸵鸟，只是在回避"痛苦"而已。也就是说，痛苦是消灭不掉、忘记不了的。当然，如果您找个心理医生，运用正念治疗、精神分析等方法，是可以达到与痛苦和解的，或者说"把痛苦消失进生活"。

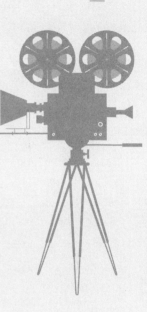

第五章

# 缺乏情感基础的理智是可怕的

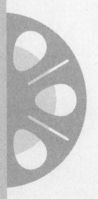

我们是地球上最有知识的人，我们为事实所淹没，但我们丧失了或者正在丧失作为人感知事实的能力。

——阿奇巴尔德·麦克利

德国哲学家尼采曾经在《神圣的成长》中提出："道德，似乎就是让我们'应该怎么做'的命令。这种命令的口气往往会破坏我们的心情，甚至让我们产生逆反心理。因为它让我们从头到脚感受到一种莫名的压力。"

是的，我们不能抛开情感谈论理智，它们之间需要平衡。

本章通过对电影《香水：一个杀手的故事》《撕裂的末日》的解读，结合哲学和心理学分析，告诉大家一个事实——缺乏情感基础的理智是可怕的。

## 绝对理性具有危害性

### 一、剧情回眸

格雷诺耶出生在 18 世纪法国巴黎市内最令人作呕的恶臭熏天的鱼贩集市。随着他的一声啼哭，他的母亲以故意杀人罪被处以绞刑。后来，小格雷诺耶被送到了孤儿院。在那里，孤儿院的孩子们不欢迎他，甚至想谋害他。小格雷诺耶直到五岁还不会说话，但他却有着与生俱来的异禀天赋。他可以辨识出由背后砸来的苹果、老鼠尸体内的蛆、远在河里的青蛙卵……13 岁时，格雷诺耶被孤儿院的拉加尔夫人以 7 法郎卖到制革厂当工人。

一天，老板带格雷诺耶去市区送货。这一次可让他嗅到了外面的大千世界。在香水铺前驻足很久的格雷诺耶突然被一种气味吸引，原本对气味没有好恶之分的他产生了喜爱。格雷诺耶一路追随香气，发现那气味是从一卖黄杏的红发少女身上散发出来的。格雷诺耶对少女的体香达到了痴迷状态，漠视少女递给他的黄杏，却牢牢抓住少女的手贪婪地嗅着香气。少女被他的行为吓到，慌乱离开。但格雷诺耶却很执着，凭借着得天独厚的嗅觉来到了少女的住处。不幸的是格雷诺耶误杀了她。由于被少女的体香深深地吸引着，他不顾一切地扒开少女的衣物尽情地捕捉香气，遗憾的是香气在一点点地流失。少女的体香散失让格雷诺耶意识到自己的生活有了意义与目标——必须学会如何收藏气味。

格雷诺耶在巴尔迪尼（一位曾负盛名的香水制造者）那里根据自己的天赋制造出不同的香水，一时间原本萧条的商铺再次回到鼎盛时期的景象。神秘的香水制作工艺也在格雷诺耶面前一一呈现。格雷诺耶还向巴尔迪尼学习了蒸馏法，他疯狂地做实验，蒸馏过铜铁、玻璃甚至猫，但均无法保存气味，这令格雷诺耶有种崩溃感。

有一次，在去往格拉斯的途中，格雷诺耶觉得周围的空气变得清新、纯净、明洁。更没有想到的是，有一天，格雷诺耶简直不敢相信自己找到了一处几乎全无气味的地方，周围铺展着的只有死寂的石头的宁静气息。这是片神圣的地方，没有外界事物的侵扰，他终于可以沐浴在自我之中，感觉美妙极了。

"格雷诺耶尾随着卖黄杏的红发少女，贪婪地闻着她的体香。少女似乎觉察到什么，转身后与格雷诺耶面对面，却没能看到他，一直在问'谁'……"格雷诺耶从梦中惊醒，发现自己的衣物纵然有千百种气味，却没有他自己的气味。惊慌失措的格雷诺耶跑进雨里，希望洗掉其他的气味以辨识出自己的气味。有生以来，格雷诺耶初次意识到他没有自己的气味，他的一生对他人来说都是无足轻重的。他怕自我被忽视、被湮没，仿佛不存在一般。第二天，晨曦出现，格雷诺耶就有了新的计划，他必须踏上去往格拉斯的旅程，在那里他不仅要告诉这世界他的存在，还要做到出类拔萃。

格雷诺耶进城后，一边在香料制作坊工作，一边根据自己学到的方法进行实验。他先是用动物油蒸煮了一名少女，却毫无所获。接着他在妓女身上实验，希望她能愉悦地配合着。格雷诺耶，让她脱光衣服，在身上涂上动物油脂，然后再把油脂刮下来。可谁能接受这样的事情？眼看妓女就要离开，格雷诺耶一棒槌打死了她。然后，格雷诺耶割掉她的头发，用涂满动物油脂的纱布把整个尸体裹了起来，等香气散尽，再刮掉油脂，最后从油脂中提炼香料。可喜的是此次实验成功了，格雷诺耶拥有了第一瓶体香。

此后，格雷诺耶依照自己提香的方法，相继杀死了12名少女。特别是最后一名少女罗拉，她是城邦中最美丽的少女，她的父亲极力保护她也未能使她幸免于难。13种香料提炼完成，格雷诺耶新的香水也配制完成。

格雷诺耶的罪行被暴露，全城的人聚集在一起，愤怒地等着法庭的宣判。

两天后，格雷诺耶利用香水离开监狱，坐着马车来到已被围得水泄不通的刑场。当人们看到格雷诺耶穿着制服从马车上下来时，感觉像看到一位高贵的王子亲临。行刑者和围观的人们情不自禁地说："这个人是无辜的。""不是他干的。"格雷诺耶绅士般地挥动手中已涂有香水的手帕，全场的人们纷纷闭上了眼睛，感到很是享受那般的美好。"天使！""他不是凡人。""他是天使。"随着教皇的呼声，人们纷纷跪下朝拜。格雷诺耶哪怕只是挥挥手，就能让全场的人兴奋不已。最后，格雷诺耶再次挥动手帕，任由手帕在空中飘去，人们开始忘我地与周围的人相拥、亲吻，甚至完全忽略了周围的环境，沉浸在自己的世界里，与"相爱"的人"坦诚相对"。此时，格雷诺耶的脑海里浮现出卖黄杏的红发少女，他们相拥、亲吻。但红发少女早已不在，格雷诺耶痛苦并幸福地流下了眼泪……

只要他愿意，他手上剩下的香水足以让他征服整个世界，可以让皇帝过来亲吻他的脚，也可以让教皇宣布他是新的救世主。只要他愿意，他可以随心所欲。他手中掌握的这种威力比金钱、恐惧或死亡的力量更强大，它可以激发人类的爱慕之心，所向披靡。只有一件事是香水做不到的，它无法使他如常人一般爱与被爱。"那就见鬼去吧。这世界、这香水和自己都去见鬼吧"。这是格雷诺耶在去巴黎的途中所想表达的。

格雷诺耶犹如一个梦游者，他的嗅觉记忆将他带回到出生的地方。他把剩下的香水全部倒在自己的身上，犹如神灵降世。人们蜂拥而至将其撕咬，没过多久，格雷诺耶就从世间消失了。

## 二、剧情解读

这是电影《香水：一个杀手的故事》里的故事。

影片中的格雷诺耶显得异常的冷静、专注、"有理想"又"有追求"，还有就是生命力非常顽强，能忍受一般人无法忍受的劳作。对他而言，只需跟着自己的嗅觉走，无须关注别人的感受，当然他似乎也缺乏感同身受的能力。这就是说，格雷诺耶是绝对理性的化身，他是一个主动的实践者，不但拥有思考和判断、知识和技术，也拥有追求和抱负（制作世界上独一无二的香水），只是无法如常人一般去爱与被爱。

这些能力为他年幼时的生存带来了好处。例如，由于小时候不会说话，他很少受到别人的注意，这就为他作为一种有生命的形态自然而然地生长提供了可能。他在跟师父学习保留气味的方法时，一旦感觉到被误导了，说翻脸就翻脸，显得非常冷酷，当场把师父吓坏了，这也说明了他的"天真"，因为他的身体无法感受到任何人间的感情。

在杀死12名少女的过程中也是如此。这些少女非常漂亮，但格雷诺耶只为了提取她们身上的香气，对她们的美貌及性魅力却毫无感觉。

然而，细心的人也能明白，这份情感在格雷诺耶的身上也是存在的，只是被长期忽略了而已。不然，他不会在回忆起卖黄杏的红发少女时流下眼泪。当他感受到自己身上出现的那份情感时，悲伤、痛苦、快乐接踵而来，使他无法招架，最后选择了死。

### 三、延伸与思考

#### （一）绝对理性具有危害性

英国作家安德鲁·米勒在他的著作《无极之痛》中讲述过一个类似的案例。八世纪中期的一个外科医生短暂而传奇的一生：主人公詹姆斯·戴尔的母亲在酷寒的冰河上遭到陌生人强奸而生下他。詹姆斯出生后不会讲话，直到他11岁意外地从树上摔下来后，突然可以开口讲话了。詹姆斯摔伤后，人们发现，他天生没有疼痛的躯体感觉，也不能体会到别人的痛苦。由于这种天生的特点，在其家人死于天花时，他却能够幸免。他离开家开始流浪之际，遇到了卖假药的马利·格默并成为他的"道具"和"托儿"。他被坎宁先生搭救却不幸成为这名收藏家的"展品"。他离开坎宁之后加入海军，投师于一个军医，他终于成为一名技术高超但铁石心肠的外科医生。声名鹊起的詹姆斯在输掉一场为俄国凯瑟琳女皇接种疫苗的竞赛之后，身心全面崩溃。这时，一个拥有神秘力量的女人玛丽拯救了他，并使他获得了对疼痛的知觉，此后，具有了情感的他不堪精神折磨，被送入精神病院。在那里詹姆斯爱上了一个疯女人多特·弗莱尔，但又很快失去了她，身心变得极其脆弱的詹姆斯不久便离开了人世。

与影片中的格雷诺耶类似，詹姆斯也显示出了绝对的冷酷。小说中是这样描写詹姆斯在养父去世之后离家出走的："破晓时，他已经在通往布里斯托的路上了，腋下还夹着一个包裹，而在布蓝德约，在一幢一片死寂的屋子里，一个女孩不停地叫喊着他的名字，却无人回应。"呼喊他名字的人是他垂死的惟一亲人——他的姐姐丽莎。成年之后，詹姆斯成为一个技艺超群又冷血无情的外科医生，一个可以对身体（包括他人的和他自己的）进行自由操作的绝对理性的化身，拥有地位和财富，名誉和影响力，女人的爱慕和追求。

在心理医生尤其是擅长心理分析者看来，格雷诺耶与詹姆斯的理智与情感的发展历程是极其不平衡的，甚至在很大程度上是反常的，他们的身体摈弃了一切与理智相悖的因素，完全把情感排除在外。这种不平衡为他们的人生埋藏了极大的隐患。

詹姆斯在争取为俄国女皇接种疫苗的竞争中落败，无法接受打击的詹姆斯那曾经钢铁一般坚硬的身心遭遇了完全的崩溃。比格雷诺耶幸运的是，在拥有神秘治愈能力的玛丽帮助下，詹姆斯的生命轨迹改变了。小说中是这样描述詹姆斯肉体苏醒过程的："他的肉体恢复了记忆：每一次的撞击，每一次的殴打，每一次的戳刺，每一次被蜡烛灼烧的疼痛，都能从长眠中苏醒。在疼痛中，他重新发现了他的历史。空气因为充满哭诉而变得压抑，夜不够长，他无法尽述对这么多痛楚的控诉，无法尽流累积经年的泪水。"

也就是说，重生后的詹姆斯不仅获得了疼痛的感觉，与之伴随的是人的情感，以及各种社会关系也开始复苏，他过上了属于"人"的生活……

从精神病学角度说，部分具有反社会性人格障碍、分裂性人格障碍者也是如此，显得极度的理性、冷静、聪明，但就是缺乏慈悲、爱等人类特有的情感。对于这类个体的治疗，主要看是否能让他内在压抑得很深的那颗情感种子发芽和成长。

（二）理解"报应"现象

对于上述影片中的格雷诺耶，有人会用"遭报应"来诅咒他的行为。

关于"报应"，不仅传统宗教人士和分析性心理学工作者会相信，持唯物辩证法的马克思也同样相信，他在 1857 年《印度起义》中说："人类历史上存在着某种类似报应的东西。"他的例子是说在印度起义中："发动印度起义的不是饱受英国人折磨、侮辱和洗劫的莱特，而是由英国人供给吃穿、受英国人豢养和宠爱的西帕依（英国培植的雇佣军）。"（《寻找中国历史的心灵密码》）

从心理分析的角度看，"报应"现象是一种心理学"意义"上的真理：杀人者最终杀了他自己，作恶者必遭报应。这是一条可怕的真理，不过一再得到了验证。荣格曾经提到有个女人杀了人，她曾在另一个女人的汤中下毒，因为这个女人爱上了她的丈夫，但是她并没有因此被抓。此后，她像是全然被毁了一般前去告解，她觉得自己的一切都被切断了，因为人们开始莫名地躲着她，她失去了所有的女仆侍从，也没有人想要住在她附近，她活得很孤单，她每天都会去骑马，但从那个时候开始，马匹总会脱缰不让她骑。后来，有一天早上她呼唤她的狗，可是狗却夹着尾巴溜开了。可以这么说，她已经从内缓慢且极尽残酷地被毁灭了。

为什么会这样呢？

分析性心理学理论认为：人有潜意识的心理活动，而且人的潜意识还可以在祖先和后代之间有代际传递。潜意识的心理有一种平衡的功能，这就是说，过去的事情会带来潜意识中一种"报应"的驱动力。人并不能控制自己的潜意识，因此，其潜意识会暗自驱使一个人走向那个"报应"让他走的方向。

具体地说，如果一个人残害了另一个人之后，在害人者的潜意识中会形成一个心理意象，被害者的意象会被"印刻"到害人者的潜意识中，并成为害人者心理结构的一部分。在以后条件成熟的时候，这个"被害人"意象会释放出其怨恨的心理能量，从而在潜意识中带来一种驱力，驱使这个害人者去做自毁的事情。用弗洛伊德经典精神分析学中的术语说，这种"报应"现象就是一种"死亡本能"。

的确，心理分析的经验告诉我们，如果观察无意识的历程，我们会见到错误的行为不需要经由其他人类来报复，因为他们已经从内得到了报复。当你我觉悟到那些恶人们所承担的危险时，有时反倒让人感到战栗不已。在外部世界看来，他们也许是成功的，但是他们招来可怕的心理惩罚。这种"报应"现象在很大程度上可以解释现在的贪官、腐败者的自杀问题。

# 与情感分离的理智是魔鬼

## 一、剧情回眸

21世纪初期，第三次世界大战爆发，那些活下来的人深知，如果再经历第四次世界大战，人类便不能存活下去。因为人类易变的天性无法再冒这种险了，所以政府组织了一支法律新兵——耶和华教士，其惟一的任务便是找出并消弭人对人残暴的真正来源，他们要有能力觉察出来。

培斯顿是一名优秀的耶和华教士，他具有敏锐的觉察力，处事果断，从不拖泥带水，甚至可以说是"冷血"。执行任务时，培斯顿如同神兵降临，犹如金刚护体，子弹在四周穿梭竟不能伤其分毫。面对那些违禁品——工艺品、艺术品，哪怕是《蒙娜丽莎》真品，他也能不眨眼地放火烧掉。

政府每天通过广播、视频向人们宣传、洗脑：人心里潜藏着一种疾病，它的症状是仇恨、生气、愤怒、战争。这种病便是人类情感。但是使用药物可以控制它，以至于我们能和平共处，人类团结一心，战争消失了。于是乎，不论在哪里，你都可以看到准时准点地给自己注射药物的人。

培斯顿的才能深受副主席、神父的发言人器重。忠心耿耿的培斯顿在察觉搭档有触发情感时毫不犹豫地枪决了他。

是夜，培斯顿回到四壁空旷无物、冷清、没有亲情味的家中。躺在单人床上（实际上是两个单人床合并起来，另一半空着），搭档所念的诗句一直在他耳边萦绕："而我，孑然一身，徒留我的梦想，在你脚下展开梦想之翼，轻轻地踩着步伐，因为你踩在我的梦想之翼上。"

睡梦中，他温柔美丽的妻子在帮他整理衣物，突然警察闯进门来，控告他的妻子犯了情感罪并当其面逮捕了她。他的妻子在被带走前挣脱警察的束缚，深情地吻了培斯顿，并希望他能记住她。这个举动让培斯顿不知所措。

清晨，培斯顿从睡梦中醒来，房间里还是那样地真实，被政府宣教的声音萦绕着。不知为何，培斯顿一改以往的作风，在洗漱前把注射的药剂放在洗手台上，不慎打碎了药剂。

在一次执行任务中，培斯顿遇到了敢于向他挑战的玛丽。在现场，培斯顿出现两次令自己无法解释的举止：

1. 他强行拽着玛丽照镜子，原本想让她看清自己的丑态，却让培斯顿看到了自己的失态，他赶紧回避。

2. 玛丽反抗时，培斯顿阻止了搭档的枪杀。在审讯室里，玛丽咄咄逼人："……生命的意义在于去感觉……感情如同呼吸一样重要。没有感觉，没有爱，没有愤怒，没有悲伤，呼吸只不过是摆动的时钟……"

培斯顿不敢相信自己会被噩梦惊醒，而梦中的情形让其心有余悸：他看到已死的玛丽被人毫不留情地推进了焚烧炉里，但她在审讯室里所讲的话一直在他的耳边回响。

这时玻璃窗外已有些亮光，雨水在玻璃窗上已形成万条沟壑。为了更好地感受外面的世界，培斯顿奋力撕掉了玻璃上的膜。顿时，模糊的世界变得清晰亮丽，太阳已在远方冉冉升起。培斯顿惊慌失措地想要注射药物，但看到镜子里的自己时停住了。

培斯顿开始不再注射药物，他的举止开始反常起来：

1. 重新摆放办公桌上"井然有序"的物品；

2. 在行动中望着沾满罪犯血液的双手不安；

3. 在现场脱去手套触碰每一件违禁品去感觉；

4. 被贝多芬的音乐感动而泣；

5. 在行动中救下了一只小狗；

6. 为了放走人犯，培斯顿打死数名警察。

培斯顿逐渐对玛丽产生感情，在没人发现的地方会时不时地闻闻带有玛丽体香的红丝带。但叛军首领吉根却告诉他，只有他全心全意地爱上玛丽，他的情感才会得以满足。吉根还告诉培斯顿，情感有它的代价，就像潘多拉魔盒，但是若没有压抑、没有控制，情感就混乱。最终俩人达成协议由培斯顿杀掉神父。

吉根不建议培斯顿见玛丽最后一面，但他还是去了。在审讯室里，培斯顿表明了自己的情感，并与其离别。

当培斯顿查看妻子判决和执行的视频时才发现自己原本就在现场（一直认为其他人执行的），一下子就触碰到他的内心深处。培斯顿疯狂地往执行地跑去，但为时已晚。望着玛丽不舍又坚定的目光，培斯顿下定了刺杀神父的决心……

### 二、剧情解读

这是电影《撕裂的末日》里的故事。

故事发生在一场全球性的核战之后，人们辛苦地重建家园后，发现人类的感情是一切争端的起因，从而认为人的感情是最危险的东西，于是生产了抑制感情的药水，规定人们每天都要注射这种药水。同时要消除掉任何时间的名画等艺术品，以便让人们彻底地失去产生感情的机会。

曾经的培斯顿在抑制情感的药物"波西安"的作用下，他可以冷漠地面对妻子和朋友的死亡。有一次因为偶然打碎了一支针剂，他感受到了拥有"感觉"的美好。还有一次，培斯顿问玛丽："那你的生命意义又何在？"玛丽回答："去感觉。因为你没试过，所以你永远不懂。但感情如同呼吸一样重要。没有感觉，没有了爱，没有愤怒，没有悲伤，呼吸只不过是摆动的时钟。"

渐渐地，培斯顿把他的药物偷偷地藏了起来，他的行动深受"感觉"的引导，将人类社会释放到一个也许较混乱但更为自由的状态里。

### 三、延伸与思考

（一）情感是有意义的

"不要感情用事"，这句话是我们经常从领导、老师、家长们的口中听到的。

然而，人类经过数十万年甚至更久的进化，情感或者说精神世界已经深入骨髓，它是与生俱来的，要反抗和控制它是违背自然规律的。再看看我们周围，很多人尤其是专制社会中的部分政客，即使不注射那种抑制情感的针剂，他们也无法在平凡的细节或微妙的瞬间里感受到世界的绚烂与壮丽。他们似乎早已是行尸走肉，所谓的享受生活，不过是根据习惯，重复自己单一的生活、单一的喜好，无所谓目标，无所谓理想，无所谓追求。借用哲学家罗曼·罗兰的话说就是："大部分人在二三十岁上就死去了，因为过了这个年龄，他们只是自己的影子，此后的余生则是在模仿自己中度过，日复一日，更机械、更装腔作势地重复他们在有生之年的所作所为、所思所想、所爱所恨。"

有精神卫生科工作经验的人大部分会同意：个体从根本上来说都是感性的。因为，情绪使得我们能够对那些与我们的幸福密切相关的情境保持警觉；通过评估需要是否得到满足，情绪能帮助我们判断哪些情境是好的、哪些情境是坏的。同样，情绪使得我们在这些重要的情境中做好准备，指导我们采取行动，满足我们的需要。此外，情绪还是我们基本的沟通系统，我们在表达情绪时，能够迅速地把我们的意图符号化，并影响到其他人。从某种程度上可以说，作为我们基本意义、沟通和行为定向系统的情绪，决定着我们是谁的问题。

有学者针对"我思故我在"的局限性，提出了"我故我在"的观点。这在心理疗愈中具有重要的意义。因为，我们首先是感受到，然后我们才思考，并且我们经常仅在所感受的范围内思考。换句话说就是，情绪改变是持久的认知和行为改变的基础。正如阿诺德·班尼特所说：

如果没有情绪，知识无法存在。这是因为，我们或许能够认识到真理，但是却无法感受到真理的力量，大脑的认知必须加上心灵的体验，我们才能够确信真理。

（二）纯理性思维的局限性

随着笛卡尔提出"我思故我在"，人类的理性思辨能力得到了极大的发展，并对自然科学作出了很大的贡献。

17 世纪的帕斯卡尔认为，人性（包括其所有的种类和矛盾）不可以通过数学理性来加以理解，而且理性的确定在任何意义上都不可能像对几何学和物理学的确定那样出现在人类情感这个领域中。他对当时普遍存在的理性的信心提出了质疑，因为它没有考虑到情感的力量。他还指出，个体身上的理性在真实的实践中是顺从于每一种感觉的，而理性非常频繁地用于对空虚、特殊兴趣和不公平的合理化。

克尔凯郭尔亦反对传统理性，认为那是假的。他强烈地提出，黑格尔将抽象思维等同于现实的体系，是一种欺骗人们回避人类情境的现实方式。他呼吁："离开思辨，离开'那个体系'，回到现实中来！"他坚持认为，思维不能与情感和意志分开，"真理只为那些自己在行动中创造了真理的特定个体而存在"。也就是说，只有一个情感的、能够做出行动的，而且还能思考的有机体，这样一个完整的个体，才能够接近现实并体验到现实。

有精神卫生科临床经验的人都会同意，对纯理性思维的高级知识分子和政客们的精神分析不容易获得成功。他们在咨询时可能滔滔不绝地谈论自己的问题，用词往往比较严谨，并经常做笔记，对自己和他人的情感体验能力却相对较弱。威廉·赖希将这种人称为"活着的机器"。

存在主义心理学家罗洛·梅认为，这类来访者的治疗不容易获得成功的主要原因在于，"他们的问题倾向于被理智化，而且伪科学的分离代替了情感的介入"。他在《存在：精神病学和心理学的新方向》中进一步提出：

　　在我们这个精神分裂症性的时代，似乎每一个人都在尽力地成为一个不好的意义上的知识分子，也就是说，每一个人都试图通过谈话来活在他自己的生活之外，而且他认为，如果他能使得他的谈话在科学性和理性方面受人尊敬，那么他就是成功的。

……

以左脑活动为基础的垄断性知识，呈现的不是真正的科学而是一种伪科学。如果治疗师不对除了人类理性之外的交流方式保持开放的话，他们就脱离了大量的事实。

在精神卫生科的临床工作中，许多强迫症者的发病往往与"缺乏情感基础的理智"相关。

作者曾经治疗过一个病例。该来访者是一名46岁的男性，研究生学历，任某单位人事处主任兼宣传处主任，其自我评价为正能量充足，工作踏实、爱岗、敬业，没有不良嗜好且家庭和睦，组织上的考核基本是优秀，多次有机会提拔晋升而被自己谢绝。他患强迫症10余年，以前对尖锐的东西、毛发比较敏感，曾数次尝试用药物治疗都无效。目前头脑中出现频繁的尿意，不自主地想到生殖器，看到妻子在家拿着手机"发红包"和"抢红包"就生气，产生想打她的冲动。为此，来访者非常恐惧。

在咨询进一步深入时，来访者向医生透露了一件以前的"不道德"行为：他在10来岁时一次无意中看到大姐的女儿的生殖器，很是好奇，晚上同床睡觉时不自觉地去摸了其大腿，但由于害怕而及时控制住自己的不良行为，现在一见大姐的女儿及家人就害怕。

这么多年以来，该来访者从来不读"西方资本主义国家"的文学作品，几近"非礼勿视，非礼勿听，非礼勿言，非礼勿动"，试图通过接受正面教育，运用正能量和严格的道德标准来弥补曾经的"过错"。

可是，这些正面的道德行为并没有抵消曾经的"过错"。不良念头最近似乎出现的次数越来越频繁了，他不时地做与性有关的梦。下面是其中的两则有关梦的日记：

　　梦日记一：在一片草地上，很多人坐着，这是春日或者秋日阳光比较明亮的日子。后来不知为什么，我走到一位斜躺在草地上的女士身边，这位女士似乎认识似乎又不认识。我拉着自己的腿，在她的大腿之间摩擦了一下，一阵心惊之后，就醒了。当时妻子已经睡了，打着轻轻的鼾声。我感到非常羞愧，我不能再睡了，我想坐起来，但想起包医生的话，我还是按捺住自己，尝试着先接纳它，虽然是困难的，但心中的火慢慢降下来了。然后我又套上耳机，做躯体扫描，做着做着，不知什么时候，就睡着了。

　　梦日记二：昨晚上的两个梦都与性有关。第一个竟然梦到了自己的女同事，我跟这个女同事平时的关系一般，她怎么会走进我的梦里呢？而且我会抚摸其身体？虽然仅是个梦，但让我今后回到单位，怎么面对其人呢？到了凌晨四点左右，又有一个梦，好在女性面目不清，不知是谁，但她主动引诱，展露身体，把我惊醒了。我很懊恼，我现在正在艰难之际，尽力避免各种强迫刺激的触发，但做什么梦，这个是我完全没有能力控制的。此前我恐惧黑夜，现在则连睡眠都要害怕了，怎么办？

　　来访者在日记中不断地责怪自己："怎么总做这样的梦呢？""这样的梦，给我的心理压力很大，我感到羞愧万分，我的心被羞愧所纠缠，以至于我不敢见人。我向来以为自己是一个正人君子，事无不可对人言，同事们也都很信任我，认我为正派的人，但现在这些念头、这些梦，几乎都是无法向人说起的。我知道，如果能够向人倾诉，病人的心理压力就能减轻。但这些越来越沉重的心理负担，我都是一个人憋在心里，哪里能憋得住？我没人可说，我实在憋得慌。"

当他听医生说梦在告诉您"不必隐藏真实的自己，也不必让自己的生活处于情感上的自我保护或隔离状态"，以及"克服社会分隔的需求"之后，出现了一脸的茫然。当他看完医生布置给他看的电影《黑天鹅》之后，他给医生写了如下的观后感：

"包医生，我已经看过《黑天鹅》，我很理解导演的处理方式，我自己也是学文学的，知道要演好一个角色，必须先体验各种角色，而且片子所诠释的'完美'，也跟一般人理解的'完美'概念不一样，只有充分解放人性的人格，才是完美的。但这是艺术，具体到生活，具体到本人的毛病，我还是不能接受，我还是无法打破道德的面具，似乎这个面具是铁打的。自从到您这里就医以来，您就一直试图让我领悟一个道理：不要用道德来谴责自己，因为那些事是正常的人性表现。但我无法说服自己，我还是觉得自己过去做的有些事不能原谅。

"您的提示和这些影片，反而让我想起了××而更加不安。我有时在想（又是对您相当不敬的话）：您自然是在拯救我，但我屡次有被击倒的痛苦，可以说是无情的打击。因为您撕开了我最私密的记忆，动摇了我对自己的信念，让我觉得自己很丑陋！"

在认知行为治疗失效后，医生对他进行了一年多的心理分析以及"禅疗"，终于突破其顽固的"道德"防御屏障，使其灵与肉、理智与情感、显意识与潜意识产生了沟通与结合，面具和阴影得到了整合。

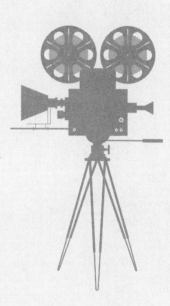

# 第六章

## 存在的苦痛

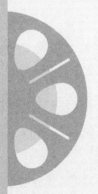

一个人知道自己为什么而活，就可以忍受任何一种生活。

——尼采

我们的社会文化是一种耻感文化（西方文明是罪感文化）。在耻感取向下，大部分中国人特别注重"面子"，比较在乎"别人会怎么想"，而较少考虑"是否违背自己的原则"。这就容易导致大众缺乏"个体人格"，进而回避从个体性角度去讨论死亡、自由、孤独及意义等"存在性"苦痛。

从某种程度上可以说，我们的国民只习惯于追求世俗的满足、政治权力欲望的满足，他们把人生的最高境界寄托在"福""禄""寿"三项指标上，从来认识不到个体意义上人的尊严和价值以及人的终极关怀。

放眼当下，有人从各种幸福哲学、养生书籍和大师处寻求慰藉，希望借此应对"人固有一死"的恐惧；有人从追求物质财富、权力和时尚中确立自己的"存在感"，希望借此逃避生命本身的"无意义"；有人靠不停地忙碌、工作、趋同、应酬来充实生活，希望借此来逃避内心的"孤独"和"存在性自由"；有人不断地使用药物来控制自己的焦虑、抑郁、失眠等各种躯体不适，借此来麻痹自己，免受直面"存在性"困境的痛苦……

然而，这种生活模式的缺陷是显而易见的。

本章通过对电影《推销员之死》《搏击俱乐部》《生之欲》和《时时刻刻》的解读，告诉大家一个事实——"存在的苦痛"是人生不可回避的。

# 没有自我就没有尊严

## 一、剧情回眸

威利先生是个推销员，他很重视面子，爱吹牛和卖弄人情，也喜欢幻想。他不顾自己推销事业已经走向下坡路的事实，还吹牛说自己在新英格兰如何重要，自己的销售额如何高，他就这样陷进自己的谎言中不能自拔。

威利从事推销员工作已经整整有35年，在63岁时被公司"炒鱿鱼"，他无法接受自己的无能。由于年老体衰，加之经济负担、精神负担以及为了拿到薪水而长途驾驶，威利最终心力交瘁。尽管邻居查理建议威利为他工作，并愿意付给他50美元／周的薪资，但威利出于面子原因而拒绝了他。

威利在家里、大街上等各种场合不时地自言自语，但在人前总是显得幽默和能干。尽管威利经常对老婆颐指气使，但她对威利还是百依百顺，处处维护着他的面子。

威利有两个儿子，都活成了糟糕的样子。一个叫毕夫，在他的少年时代，威利曾经将关注的重心放在了他身上，要求他去实现一些不切实际的愿望，并且会纵容他的不良行为。例如，年少的毕夫去偷橄榄球、木材，威利知道后不仅没有去制止和教育他，还觉得自己的儿子"很厉害""精明能干"，而威利自己的也存在一些要赖皮的行为（和查理打牌时弄虚作假），以至于毕夫说自己的每一份工作都存在偷拿的行为。他已经养成了偷的习惯。

当毕夫意识到是自己的问题而要独自去选择人生时，威利又好言安慰，并不停地灌输"心灵鸡汤"，父子间因为威利的专制而分道扬镳，两人只要一见面、一开口准是以大吵一架而收场，为了避免争吵，毕夫就只能尽量不出现在家里。

威利教给孩子们的是要学会"伪装"，不能在介绍自己时"说大实话"，要适当地抬高自己的身价，这样才能赚到更多的钱。

毕夫曾把威利当成偶像，但一次偶然的撞见使他放弃了自己的梦。母亲为了节省钱在家里缝补破袜子时，父亲却把成盒的袜子送给他的情妇。虽然威利一再解释"她是个买主，代表西门子公司采购"，他"对她没有感情"，跟她在一起只是因为寂寞，"寂寞得要死"。但毕夫已经不相信父亲的话了，他痛斥威利是个骗子，"虚伪、卑鄙的两面派"，从此他自暴自弃，四处漂泊，最终一事无成。

威利的另一个儿子海波也好不到哪里去，整天游手好闲、放浪不羁。

在毕夫即将离家的前一夜，父子间进行了激烈的争吵，之后，毕夫在威利的怀里落泪倾诉，威利反而显得有点振奋，他以为自己又恢复了往昔在毕夫心目中的形象。于是，威利决心自杀，以两万美元的保险费来换取儿子的"前途"，也换取自己在儿子心目中的完美形象……

## 二、剧情解读

这是电影《推销员之死》中的故事。

影片中的威利是个巡回推销员，属于社会底层的人物，没有固定工资，只能领佣金。他推销的只是别人的东西，他相信，只要讨人喜欢，具有魅力，世界的大门就会朝他敞开。威利一生说大话，在外人面前不愿面对自己和儿子的平庸，不承认自己其实就是一个失败者。直到临死，威利还在追随哥哥班的步伐去实现他的成功梦。用他儿子的话说："他从来不知道自己是谁。"

如果从个体的角度说，这是一个"没有自我"的悲哀；从家庭的角度说，这是一个"望子成龙、望女成凤"的悲剧；从中国的面子文化角度说，这是一个一辈子被"面子"蒙蔽事实的悲剧。

妻子琳达在威利墓前表述自己的困惑："我不明白，你到底为什么要这样……我想找原因。我找啊、找啊，可我还是不明白，威利，我今天付清了房子最后一期的款项……账都清了，咱们自由了。"这时，邻居查理为此提供了答案："可不敢怪罪这个人，你不懂啊，威利一辈子都是推销员。对推销员来说，生活没有结结实实的根基。他不管拧螺丝，他不能告诉你法律是什么样的，他也不管药方。他要一个人出去闯荡，靠的是脸上的笑容和皮鞋擦得倍儿亮的外形。可是只要人们对他没有笑脸了——那就是灾难临头了。等到他帽子上粘油，那就完蛋了。可不敢怪罪这个人。推销员就得靠做梦活着，孩子，干这一行就得这样。"

从存在主义心理治疗的角度说，威利从来就没有培育出"自我感"，他不知道自己是"谁"，他活在别人的评价之中，他感受不到尊严。当威利无法摆脱自己的"存在性"困境的时候，他选择了自杀，以两万美元的保险费来换取儿子的"前途"，也以此来换取自己在妻子和儿子心目中的完美形象。这是怎样的一种悲壮行为呢？

这真应了中国人的一句老话，"死要面子活受罪"。

## 三、延伸与思考

（一）关于"面子"的问题

这是一部典型的以存在主义为主题的影片，它告诉我们放下"面子"，接纳自我，活出"真我"。

威利的口头禅是："一个人一定要有好人缘，要讲人际关系，只有这样，才能赚钱，才能发大财。""只要大家喜欢你，你就不会倒霉。"

对于强调"面子文化"的中国人来说，这些话是多么耳熟能详！正所谓"面子、命运和人情是统治中国的三个女神"。林语堂在《中国人的面子》一文中写道：中国人生理上的面孔固然很有意思，而心理上的面孔则更为迷人，值得研究。这个面孔不能洗也不能刮，但可以"得到"，可以"丢掉"，可以"争取"，可以"作为礼物送给别人"。这里我们触及了中国人社会心理最微妙奇异之点。它抽象，不可捉摸，但都是中国人调节社会交往的最微妙的标准。

林语堂继续写道：脸面这个东西无法翻译，无法为之下定义。它像荣誉，又不像荣誉。它不能用钱买，但它能给男人或女人实质上的自豪感。它是空虚的，男人为它奋斗，许多女人为它而死。它是无形的，却靠显示给大众才能存在。它在空气中生存，而人们却听不到它那倍受尊敬、坚实可靠的声音，它不服从道理，却服从习惯。它使官司延长，家庭破产，导致谋杀和自尽。它比任何其他世俗的财产都宝贵。它比命运和恩惠还有力量，比宪法更受人尊敬。它经常决定一次军事行动的胜负，它可以推翻政府的一个部门。中国人正是靠这种虚荣的东西活着。

在精神卫生科，我们观察到许多心理障碍者往往缺乏独立人格，其患心理疾病的诱因许多时候与"丢失面子"有关。

"自由，如高山上的空气，不是每个人都能享用的。"日本作家芥川龙之介说过这样的话。这就是说，自由犹如高原上的空气，只有强壮的心灵才有资格追求真正的自由。从个体心理治疗的角度说，这种自由包括心智的成熟、人格的独立、自我的发掘与肯定、个人价值的培养与壮大等，但排除了"面子"。如果你不跳出"面子文化"，是无缘拥有自由的。

（二）关于"我是谁"的问题

认识自己，又称"自我意识"，是人区别于动物的关键所在。在中国古代，老子说过，"知人者智，自知者明"。禅学中也把"我是谁"的问题当作核心的生命问题进行研究、参悟。庄子说，从前做梦，梦到自己是一只翩翩飞舞的大蝴蝶，但究竟是自己做梦化为蝴蝶了呢，还是蝴蝶做梦化为自己了呢？这是不清楚的。冯之浚先生认为，认识自我的困难在于"我"之复杂，每个人身上都有四个"我"：一是公开的我，自己知道，别人也知道的部分；二是隐私的我，自己知道，别人不知道的部分；三是背后的我，自己不知道，别人知道的部分；四是潜在的我，自己不知道，别人也不知道的部分。

在国外，古希腊有一句名言就是"认识你自己"。西方神话中著名的斯芬克斯之谜也提示了"认识自己"之困难：

狮身人面兽斯芬克斯每天都在问过往的行人一个问题："有一种动物，它在早晨的时候四条腿，在中午的时候两条腿，在晚上的时候三条腿，这个动物是什么呢？"过往的人答不上来，就被狮身人面兽吃掉了。年轻的俄狄浦斯在路过的时候，说出了最终答案："这个动物就是人。"斯芬克斯大叫一声，跑到悬崖边跳了下去。

俄狄浦斯尽管说出了问题的答案，但由于没认清"我是谁？"而误杀了生身父亲，娶了亲生母亲为妻，最后只有把自己的眼睛弄瞎来惩罚自己。难怪德国著名诗人歌德提出："人是一个糊涂的生物；他不知从何处来，往何处去；他对这个世界，而首先是对自己，所知甚少。"苏格拉底也写道：

智慧是惟一的善，

无知是惟一的恶，

其他东西都无关紧要，难道这就是最终结果吗？

认识你自己。

从精神卫生的角度说，所有心理障碍都关乎"我是谁"的问题。

# 别样的疯狂源自存在的虚无

## 一、剧情回眸

杰克先生是一位三十来岁的白领小职员。他在一家很大的汽车公司做着事故处理的工作，他经常出差去看那些因车祸而丧命的人们留下的痕迹。还有一个跟所有的部门主管一样刻薄、无能的上司经常找他的茬儿。

"我要你到外地去处理一些疑难杂症……"老板来指派任务，杰克却将目光投到了领导的领带上：今天一定是星期二，因为他系着蓝色矢车菊领带。"他很有精神，一定是喝了不少咖啡。"遗憾的是，杰克对自己目前的生活状态无法投入精力，他觉得自己只不过是个碌碌无为的人，一个根本不会被他人重视的人。

此外，杰克是个迷上家具装潢的人，他会不停地翻看产品目录，看到那些他认为的好东西，比如阴阳形状的咖啡桌，他就一定要买到，哪种产品能够展现其风格，他就要买到。然而，那些能够刺激他神经的奇形怪状的物品，哪怕堆满屋子也不能填补他百无聊赖的人生。

总之，杰克处于空虚、无能、孤独的状态，他的人生毫无意义感……他，也因此失眠了。

"六个月来我都没法闭眼，失眠症让我感受不到真实，一切都很虚幻，事情都成了相同的拷贝……"

"我没有得绝症，也没有得癌症或是有寄生菌。我只是一个小小的中心，周围拥挤的生命的中心。"

"我每晚都会死一次，可是又重生一次，复活过来。"

"得失眠症的人无法真正入睡，也没有清醒的时刻。"

他去寻求医生的帮助，想吃点药来睡一个好觉，却被拒绝了，他觉得自己好痛苦。

"你想见识痛苦吗？星期二到教堂去，见识见识真正的痛苦，看看那些得了睾丸癌的人，那才叫痛苦。"医生这么告诉他。

杰克尝试接受医生的提议，他去参加了一些团体活动。在睾丸癌互助团体中，杰克认识了大胸脯鲍伯。杰克把头埋在鲍伯的怀里，听他哭诉悲惨的经历。

或许是这种氛围感染了杰克，"接着奇迹发生了，我不再压抑了。我找到了自由，抛开所有的希望就是自由"。在一场情绪释放之后，那一夜，连初生的婴儿都没有杰克睡得沉。

就这样，杰克上瘾了，他不断地参加各种能参加的互助团体，"酒精中毒、贪食症团体""对抗肺结核团体""皮肤癌、肾癌、胃癌"……

本以为这样的"重生"会一直延续下去，但这一切被一个女人给毁了。

"玛拉·辛格，她根本没有睾丸癌，她是骗子，她根本没有病……"杰克在很多团体里见过这个吸着烟、一副黑社会老大样子的女人。杰克见到她就像是见到了自己，"玛拉，这个到处都去的人，她的谎言反射出我的谎言，突然间，我没有感觉了，我哭不出来了，所以我又一次地睡不着了"。

在另一次互助团体的冥想中，杰克看到了他的精神动物，竟然是玛拉，而且她也说"滑啊"。

"玛拉犹如我的癌症，就像长在嘴边的烂疮一般。不去舔就不会恶化，但没有办法不去舔。"玛拉的哲学是，她随时都会死。悲惨的是，她一直都没死。

本想接着参加这些活动来逃避现实空洞的杰克，在参加近一年的活动之后，又深深地陷入了另一种迷惑中。

杰克不希望自己所在的团体里存在玛拉，他试图和玛拉平分那些团体。杰克对玛拉的劝说又像是在提醒自己。

工作没变，杰克依然要不停地出差去处理琐事，多一小时或少一小时，生命在一分一分地消逝。"若在不同时间与不同地点醒来，你会变成不同的人吗？"

在这虚无的存在状态下，杰克分化出了另一个角色——泰勒，做着平常不敢做的事——搏击……

## 二、剧情解读

这是电影《搏击俱乐部》里的故事，改编自恰克·帕拉尼克的同名小说。

影片中的杰克是一个无名小卒，活得庸庸碌碌、了无生趣。他在空虚到极点的时候开始失眠。他在无所事事的时候，翻看着宜家的宣传册，把刺激他神经的那些形状各异的家具都买下来，然后放在角落里不闻不问。挤满东西的空间也无法填补他的空虚。他甚至懒得去逛商场。他甚至没有了愤怒，他好像就是扔在下水管道旁边的手纸，毫无用处，没人注意，期待着污水能把他冲到哪里去。影片背景中不断重复、把人逼疯的旋律就是他生活的写照——无聊和空虚。

在各种互助团体中，杰克身处痛苦的怀抱中，他在心底深处并不觉得自己的痛苦和那些失去睾丸的男人有什么不同。在冥想时，杰克发现自己内心的印象是一只企鹅，这便是让他痛恨的自己。那些外表光鲜的企鹅，很难分出每个之间的区别，它们都裹着服帖的黑白相间的羽毛，成群地出现在冰川上，正如千人一面的上班族，穿着紧绷绷的小黑西服，盲目地从一个地方奔向另一个地方。滑下去，不用考虑方向。在这种状态下，如何能体验到存在感呢？

在俱乐部里，泰勒进行了一场精彩的演讲：

来这里的人都是聪明的人

只是你们的潜力都被浪费了

只做替人加油，或是上菜、打领带的工作

广告诱惑我们买车子，买衣服

于是拼命地工作买我们不需要的狗屎

我们是被历史遗忘的一代

没有目的，没有地位

没有大战争，没有经济大恐慌

每次大战都是心灵之战

我们的恐慌只是我们的生活

我们从小看电视

希望有一天会成为

富翁、明星、摇滚巨星

但是，我们不会

那是我们渐渐面对的现实

所以我们非常愤怒

在一个平庸的时代里

没有动荡与变革来证明自己的出众才智

缺乏精神领袖而丧失灵魂皈依的原动力

我们都在麻木地饰演自己的社会角色

忠诚地履行自己的社会责任

事实上，大多数人都无法理解自己所为之奋斗的目标究竟是什么

上学，工作，恋爱，结婚，生子，生老病死

一切都是按部就班

泰勒是杰克的另一面，他的演讲词道出了人类"寻找意义与宇宙本身无意义"的存在性冲突现状。在生命本身的无意义之下，杰克最后把枪对准了自己。

### 三、延伸与思考

别样的疯狂源自存在的虚无。

影片中的泰勒曾经提出："你的工作不能代表你自己，你的银行账号不能代表你自己，你开的车不能代表你，皮夹里的东西不能代表你，衣服不能代表你，你只是芸芸众生中的一个。"这不就是我们的"存在性"苦痛吗？用佛学中的术语说，这是"人生本苦"和"无我"的状态。影片中杰克的失眠症也正是源于这种存在性虚无。

的确，精神卫生科的临床经验告诉我们，失眠多见于社会失效和无意义

感者。因为他们没有真正重要的事去操心，但又无法忍受生命本身的无意义。所以就开始与自己的睡眠问题战斗。正如尼采在《查拉图斯特拉如是说》中所说："为着夜间的安睡，必须有昼间的清醒。真的，如果生命原无意义，而我不得不选择一个谬论时，那么，我觉得这是一个最值得选择的谬论了。"

就这样，许多失眠症者以及其他心理障碍者与影片中的杰克类似，无所事事地混在这个充满着无聊和虚荣的世界中。也有一些人为了逃避虚无感和满足自我虚荣，会像很多所谓的"精英"人士一样去追求时尚，购买各种各样带牌子的东西或者能够彰显自己身份品味的东西，譬如阴阳图案的桌子、手工做的有瑕疵的盘子等。就像影片后半部分所展示的搏击活动，还有一些人单纯地去追求刺激，逃入成瘾行为之中。用乔治·松伯朗的话说就是："我们还活着，现在，重要的是让我们存在。"

但是，从长远的眼光看，这只会加重"存在"意义上的"虚无感"。

## 活着需要意义感

### 一、剧情回眸

渡边先生是政府部门市民科科长，他是近三十年全勤的模范公务员。他喜欢戴一顶固定的帽子，每天的工作就是敲图章、看文件。

他在日常工作中数次遇到一群妇女来投诉，要求填平社区附近的小水池，然后在上面建造公园，渡边建议她们去土木科解决，土木科又建议她们去公园科，在市政府辗转了一圈后，该问题又被踢回了市民科，他又用新的理由来拒绝。

有一次，渡边因反复胃部不适去医院检查，医生告诉他是"胃溃疡"。但他在外面等候的过程中，一旁的病人向渡边描述了胃癌的症状，并表示医生都会说是"胃溃疡"。渡边从医生的言语中知道了自己时日不多，他回到家中感到了从未有过的孤独和无助。渡边的妻子多年前过世，他独自与儿子、儿媳生活在一起，但儿子却只想拿着他的退休金去外面另辟新居。

在得知自己的病情之后，渡边开始了自从参加工作以来的第一次请假。他将自己的退休金取了出来，打算在生命最后的时间里花掉它，但长年累月毫无变化的生活反而让他毫无主意，绝望之下，他买了安眠药打算结束自己的生命。他去了酒馆喝酒，偶然间遇见一个"会玩"的人，他们一起去打游戏机，一起去酒馆，一起去歌舞厅看人跳脱衣舞。在结束了一晚上的放纵享受后，渡边仍感觉到内心痛苦。

其间，因渡边无故未去上班，科里的一个同事去渡边家里探访，渡边的儿子也觉得很疑惑，并在叔叔的猜测下以为父亲是在外面有了一个女人。

有一天，市民科的下属小田切因为厌倦了市民科无意义的忙碌，到渡边家里给辞职申请盖章。渡边的儿子误以为这就是父亲的新女友。渡边帮小田切盖好章后让其将自己的请假条也带回科里，在他看到小田切的袜子破了洞后送其至街上，帮其买了一双新袜子，并恳求小田切陪其待一天，他们一起聊天、吃饭，一起打游戏、溜冰。小田切还与渡边聊起科里每个人的绰号，后来还告诉渡边他的绰号是"木乃伊"。

渡边准备与儿子说有关自己疾病的事，但儿子以为他是要说与那个女人有关的事，打断了他并大发雷霆，渡边到嘴边的话又咽了回去。

渡边在与小田切的相处中发现她的生活无比轻松，总是充满了欢乐，他看着她这么愉快和满足，以为她有令人快乐的秘诀，就反复去找小田切，而小田切表示自己没有这多时间可以用来和渡边一起浪费，她需要做事。

小田切将她现在正在做的手工——兔子拿了出来，并表示自己就只是吃饭、睡觉和工作而已。渡边沉默了一会，突然抬头，说"不会迟的，在那儿也能做事情的"，于是站起来离开了。

从此，他的性情和做事风格大变，他奔走于市政厅的各个科室，与很多科室"扯皮"，反复为此事向副市长提出申请，凡事亲力亲为，不顾别人的威胁和冷言冷语，将之前被投诉的社区边的水池建成了一个美丽的小公园，他自己最后坐在公园里的秋千上唱着喜欢的歌曲，平静地离开了人间。

## 二、剧情解读

这是电影《生之欲》里的故事。

年轻时的渡边还想做点事，在市政厅工作几年下来，他的热情已经消失在无意义的忙碌中了。用影片里的话说，"他似乎是为消磨时间而活着，他不算是活着，其实他二十年前就已经死了"。

在得知自己患上胃癌之后，渡边在家中反复思考自己活着的意义到底是什么。然而，他找不到属于自己的意义。在妻子去世之后，他为了儿子把自己的生活封闭起来。现在，渡边觉得自己死不瞑目，他说："我不知为何活到这把年纪。我是个傻瓜，我只是恼我自己，我在几天前还从未拿过自己的钱去喝酒。"

渡边希望能够在死前感受到不一样的生活，他希望通过尝试不一样的生活来找到生活的意义。渡边将自己的想法告诉了一起喝酒的人，一起喝酒的人感慨道："不幸有伟大的地方，不幸会教人懂得真理，胃癌使你重新正视人生，人到死才知生命的珍贵，但也有些人到死也不会知道。"他决定带着渡边去享受人生。遗憾的是，渡边并没有"享受"的感觉。

渡边与小田切聊起儿子的事，渡边表示自己会变成"木乃伊"都是为了儿子。小田切表示她的母亲也常说这样的话，说因为生她而受了很多的苦，小田切表示也很感谢母亲但责任不在孩子，同样地，他不该把责任推在儿子身上，他的儿子又没有让他变成"木乃伊"。渡边向小田切说出了自己的病情，并不断地找小田切玩，把小田切给惹烦了。还有，同事在等着他的科长之位，儿子、儿媳在等着他的退休金。

从存在主义心理治疗的角度说，这是怎样的一种"存在性"苦痛呢？可以这么说，死亡、孤独、无意义三大"存在性"困境同时压在渡边的心头。

好在渡边并没有完全绝望，"我想在死前做件事情，但我又不知道做什么"，他向小田切询问怎样才能像她一样活着。小田切告诉渡边"我只是吃饭和睡觉。只是这样，我只是做这些事情"，并把正在做的手工——兔子放在桌上。渡边顿时抱起兔子，就知道如何去面对自己的"存在性"苦痛了，用他的话说是，"我没有时间生气了"。

的确，从存在主义心理治疗的角度说，意义是死亡的解药。

### 三、延伸与思考

#### （一）无意义现象具有普遍性

以下是我在台州医院精神卫生科见到的一些案例：

1.高一男生李某，晚上玩手机一直到凌晨两三点，玩游戏、刷抖音、看小说，入睡难，上午11点左右起床，午饭后看电视或玩手机直到吃晚饭，晚饭后继续看电视和手机。几乎没有什么运动，也不参加劳动，他觉得这样的生活挺好。医生建议其看些书去帮助自己的时候，他的第一反应是自己不会看书的，因为他看不进去。

2.初二女生王某，前臂内侧布满散乱的刀痕，有新有旧，让人看着都疼，"活着没有意思""有时想结束自己的生命""没有什么喜欢做的事情""不开心的时候会拿刀划自己，觉得好受一些"。母亲反映孩子回家就把自己锁在房间里，到了饭点叫她也不出来吃饭，就吃点零食，一天到晚捧着手机，晚上不知看到什么时候，说她一下，她就跟你吵架，甚至跑出去。

3.博士研究生张某，成绩优异，就其所学的专业来看，按照常规毕业后就业一点不成问题，但她心里常有隐隐的苦恼，感受不到存在感，从小到大的感觉就是按照父母的安排好好学习，没有自己的目标，没有什么喜好，对未来感到迷茫和恐慌。

4.某企业职员谢某,领导交代他一个任务,他拖了又拖,每天晚上想着要做正事了,但总忍不住先查看邮箱、翻看朋友圈、刷一下微博,等到正式开工已经到晚上十一二点了,又有点困了,洗洗睡觉,想着等明天思路清晰一点再做,但熬夜导致第二天精神状态不好。如此循环,直到最后期限逼近,急得团团转,痛苦不堪。每次出现这样的情况之后,他内心总是充斥着自责,于是痛下决心:下次一定要早点搞定,可是下次还是如此。

5.某事业单位职员丁某,家庭经济状况良好,工作如意,朋友多是经济条件好或社会地位高的人,但是他经常处于忧虑和身体不适之中,因为他特别担心自己生病,尤其是心肌梗死、脑出血、狂犬病等他认为致命的疾病。他经常出现头晕、头痛、胸闷等症状,三天两头往医院跑,做完各种身体检查之后,被医生告知没查出什么问题时,他会稍微放松一些,不适症状也会减轻,不过好景不长,很快,原来的各种身体不适和恐惧又会卷土重来。

6.公务员陈某,向来觉得自己人生得意,工作轻松,收入可观,家里的支出可以由他一个人轻松搞定,而家里的其他事情,他妻子完全可以搞定,他经常与朋友一起去外面喝酒、聊天。本以为这样的美好生活可以一直延续下去,直到有一次岗位调动时,比他资历浅的同事升迁了,却没轮到他,他的情绪很糟糕,不想外出,不想喝酒,不想上班。

诸如此类的案例在精神卫生科俯拾皆是。

(二)活着需要意义

存在主义治疗家维克托·弗兰克尔曾经提出:"人只要能从中找到意义(不论这个意义看起来多么可怕),就可以面对任何事。"《西西弗斯神话》中的西西弗斯就是如此:

　　终于有一天,西西弗斯却在这种孤独、荒诞、绝望的生命过程中发现了新的意义——他看到了巨石在他的推动下散发出一种动感庞然的美妙，他与巨石的较量所碰撞出来的力量，像舞蹈一样优美。他沉醉在这种幸福当中，以至于再也感觉不到苦难了。当巨石不再成为他心中的苦难之时，诸神便不再让巨石从山顶滚落下来。

西西弗斯在这一奇妙的发现中超越了自己的命运。在那微妙的时刻，西西弗斯回身走向巨石，他静观那一系列并无直接关联却跟自己的命运紧紧相连的生命行动，发现正是自己创造了自己的命运。于是他变得比他推动的巨石还要坚硬。征服顶峰的斗争本身，足以充实人的心灵。西西弗斯终于找到了属于自己的那一种幸福。

在现代心理治疗学中，我们也是试图与来访者探讨重视痛苦、深入感受和探索痛苦，而不是逃避或压抑它。因为，探索痛苦能呈现其中的故事，使我们进入更深层的生命，当我们向内心深处开放、不怕受伤时，不断扩展的觉察力就具有了疗愈的作用。对于抑郁症的治疗来说，如果治疗师能让抑郁症来访者体验到存在的意义，那么他的抑郁症就可能不药而愈。弗兰克尔在治疗一位"由于体验不到存在的意义而导致其没办法从两年前的丧妻之恸中走出来"的来访者时记录道：

我该怎么帮助他？我该和他说什么？我不会告诉他什么，相反，我问他这个问题："如果是你先过世，你妻子独自活下来的话，会怎么样？"他说："那对她来说太可怕了。她得受多大的痛苦！"我接着说道："你看，她可以不用承受这样的痛苦，是你让她免于这样的痛苦，但是你为此付出的代价就是独自活下来哀悼她。"听我说完，他一句话也没有说，只是握了握我的手，然后平静地离开了我的办公室。

弗兰克尔进一步提出："我们必须了解自己，告诫沮丧的人们，我们期望从生命中得到什么并不重要，重要的是，生命期望从我们这里得到什么……
生命的终极意义就是承担责任，去为生命的疑问寻找正确的答案，完成生命
交给每个人的任务。"

（三）意义具有层次性

著名的马斯洛需求层次理论将人的需求从下到上分为生理需要、安全需
要、归属需要、尊重需要、自我实现。可以说，很多现代人仍处于生理需要
和安全需要的阶段。但是人类是会思考的动物，不会满足于温饱线，因此他
们还会感受到无聊、无意义和不安带来的痛苦。从某种程度上可以说，停留
在满足生理需要和安全需要是一种低层次的意义，而自我实现是一种高层次
的意义。

有人把通过一些低级的方式获得的快乐称为垃圾快乐，非常贴切。比如
现在泛滥的屏幕使用（包括手机、电脑和电视，其形式有玩游戏、刷抖音、
看网络小说、追剧等），或者寻求各种娱乐（吃喝玩乐和晒吃喝玩乐），或者
对金钱和权力的过度追求。其后果是大脑被碎片化，注意力被分散，人变得
浮躁。可以说，这些幸福和快乐是前人类的、动物式的，一旦离开这些垃圾
快乐，人就会烦躁不安，对诸如阅读、学习、接触大自然、运动、关心别人
等有价值的事物根本提不起兴趣和专注力，如此恶性循环。

莎士比亚曾经在《哈姆雷特》中提出："一个人要是把生活的幸福和目
的，只看作吃吃睡睡，他还算是个什么东西？简直不过是一头畜生！上帝造
出我们来，使我们能够这样高谈阔论，瞻前顾后，当然要我们利用他所赋予
我们的这一种能力和灵明的理智，不让它们白白废掉。"

存在主义心理学家弗兰克尔认为，就人生意义而言，在人生意义的三种
价值（创造意义的价值、体验意义的价值、态度意义的价值）之中，体验价
值比创造价值更有深度。弗兰克尔在《人的意义探索》中提到，即使在地狱
般的集中营惨苦生活之中，还是可以体验价值的。例如，平常日子并未强烈

意识到自然之美，但在集中营这种恶劣环境中，反而有机会发现草木山川的奇美之处，深化自己的生命体验。也就是说，在没有任何创造性价值可言的地方，我们仍能持有体验价值，据此仍能肯定我们的人生，不会轻易想到自杀。弗兰克尔进一步提出，如果从高度精神性或宗教性的观点去看，态度价值还要高于体验价值。

总之，人存在的生机来自深层而不是来自表面，来自"意义""充实""美好"等存在体验。用勒内·拉福格的话说，"赋予人们生命并不足以让他们生存"。

# 心理障碍与"存在性"苦痛

## 一、剧情回眸

下面是三位女性的故事。

第一位是维吉尼亚，她是19世纪20年代的女作家，生活在伦敦边上的一个小镇。因为曾患精神疾病并有消极行为去看医生，医生认为其精神疾病的发生与其生活在伦敦竞争激烈的环境中有关，所以她的丈夫在听从医生的建议后把家搬到了小镇上，并为其在小镇上建了印刷厂。维吉尼亚的精神疾病一直影响着她，她在内心反复思考自己生存的意义，想要挣脱束缚，在疯狂的边缘，她的写作灵感也奔涌而出，并开始了《戴洛维夫人》的创作：戴洛维夫人说她要自己去买花……

因为有精神疾病，她的丈夫担心她的安全问题，一直限制其外出的次数和时间，她的生活永远都是在丈夫或者仆人的监督之下，包括她的饮食、睡眠、日常活动。维吉尼亚为此深感压抑，在痛苦中挣扎，她厌恶郊区的"死寂"生活，一直希望能够回到伦敦，但现实又不允许她如此，她多次想到以自杀来结束生命。

后来，维吉尼亚完成了《戴洛维夫人》的写作，她在其中写道："就在这一天，偏偏就在这一天，她清楚地看到了自己的命运。"在某一天的清晨，她给丈夫留下一封信，然后独自向镇子边上的一条河走去。在河边，她捡起石头，装进了口袋，如同将自己深深凝聚的情绪和力量也一起带走一样，慢慢地走向了河流，任由河水淹没了她。

第二位是劳拉。她生活在 19 世纪四五十年代的洛杉矶，她有一个幸福的家庭，有爱她的丈夫和一个可爱的儿子，而且肚子里还有第二个孩子。劳拉的丈夫曾参加过二战，战后有一份体面的工作，劳拉不必出去工作，她每天的生活就是照顾家人。然而，劳拉却感到忧郁而孤独，她的丈夫不能理解这种孤独，觉得现在的日子再好不过了。

直到她丈夫生日的那天，清晨的时候，她丈夫做好了早餐，叮嘱儿子要好好吃饭，等劳拉醒来发现丈夫已经快要出门了，于是她向丈夫说了一声"生日快乐"，在目送丈夫出门后，劳拉像是卸下所有的伪装一样，脸上的笑容淡了下来。这时，劳拉的邻居凯琪上门拜访。在她们交谈的时候，凯琪说到，劳拉的丈夫如此优秀，不知道上天会给他们怎样的奖励。"我们。"劳拉喃喃自语。这时，凯琪看到劳拉的桌子上放着一本《戴洛维夫人》，劳拉向其说道："书上讲的是一个女主人的故事，她非常完美，我很羡慕她，因为我知道我做不到。"

凯琪离开后，劳拉将快要做好的蛋糕扔进了垃圾桶，她像是下定了决心似的。她带上了平时服用的药物，将孩子托付给邻居，自己开车来到了一家宾馆。她一个人坐在床边，脱掉了鞋子，像是挣脱了束缚一般，她安详地躺在床上，任由潮流般的情绪淹没她。她摸着肚子里的孩子，发现她做不到自杀。

劳拉重新回到家里，将孩子接回家，又重新做了一个蛋糕，她的丈夫回到家里，对劳拉表示了感谢和赞美。"我在从军的时候就爱上了那个姑娘，那个姑娘特立独行"，丈夫向孩子讲述他们相遇、相恋的过程，劳拉勉强笑了笑。睡前，劳拉一个人坐在厕所里，她的丈夫还靠在床头喋喋讲着："这真是完美的一天，真是美好的一天，我很幸福……"劳拉坐在那儿，脸上满是泪水，她做了一个决定：独自偷偷地离开家人到异地去生活。

第三位是克拉丽萨。她决定举办一个派对，一个盛大的派对，为理查德，她十年前罹患艾滋病的好友，他获奖了，是一个代表诗人最高荣誉的奖项。

克拉丽萨在简单为理查德检查后，问他："我准备在今晚举办一场派对，为你的作品，你会去的，是吗？""不，我不能去，我就是不能。"理查德拒绝道，并且问克拉丽萨，"我死了，你会不会生气？我活着只是为了满足你。"克拉丽萨无法理解："这就是人生，这也是大家做的，人们就是为了彼此而活着。""我的生命要由你来决定是吗？你自己的生活呢？我死了，你就要面对你的人生，到时候你说该怎么逃避？"克拉丽萨似乎一下子蒙了。

克拉丽萨回到家中，在准备晚上派对要用到的餐食的过程中，脑子里一直想着理查德的话，直到门铃声响起。她的第一个客人——理查德的前男友到了，在简单的寒暄过后，克拉丽萨说起这十年来的生活，发现这十年来，她的生活与理查德紧密相连，照顾理查德成了她的全部。理查德的前男友说道："克拉丽萨，我在尝试新的生活。我离开他（指理查德）的那一天，搭火车横跨欧洲，那么多年来第一次感到自由。"听到这儿，克拉丽萨的眼泪再也忍不住。她想，这真是一件糟糕的事，为什么我会突然哭了。她回到房间，这时，她的女儿回来了，她和她女儿说起以前的事："他（指理查德）在背后抱住我，叫我戴洛维夫人，从此我的生活就与她联系在了一起。""我记得有一天，刚起床，全世界充满了各种可能。我记得我在想，原来这就是幸福的开始、幸福的源头，往后一定会更幸福。我从来没想过那不是幸福的开始，那就是幸福，就在那一刻，在那当下。"

克拉丽萨重新回到理查德的住处，发现他将窗帘都扯了下来，阳光透过窗户照进了房间，他爬上窗台，对克拉丽萨说："我一直为你而活着，现在你要放我走。"说完，他纵身从高楼跳下了。是夜，在重新理解了理查德作品中他母亲的死亡之后，她开始了自己的生活……

## 二、剧情解读

这是电影《时时刻刻》中的故事。

这部影片告诉我们，维吉尼亚和理查德存在精神疾病，而且已接受治疗。从现代精神病学的角度说，维吉尼亚患的可能是重度抑郁，理查德患的可能是双相情感障碍，精神科的治疗似乎并没有帮到他们。劳拉或许不存在现代精神病学意义上的心理疾病，但她的人生似乎被困住了，尽管后悔，但她选择了自由。克拉丽萨一开始的生活状态非常像"中国式"的家庭妇女，一直生活在"自以为"的"幸福"之中，直到有一天被理查德点破，那是逃避生命，她也曾一度崩溃。

还有，这几个人物都感到被"关系"困住了，并且都选择了属于自己的"自由"。

维吉尼亚厌倦了"被困"在小镇的生活，有一天，她独自离开家，来到镇上的火车站，想要回到伦敦。她的丈夫发现她自行外出后跑到火车站找到了她，劝说她回家："莉娜已经做好了晚饭，她为此忙了一天，我们有责任去吃这顿晚饭。这都是为了你，全是为了你好，全都是出于爱。别人会觉得你是忘恩负义的。""忘恩负义？我的生命被别人夺走了，我并不想住在这个地方，我也并不想过这种生活。我一个人在黑暗中独自挣扎，只有我才会知道，只有我才能了解我的状况。我选择不过郊区的宁静生活，而是喜欢大都市的强烈震撼，这是我的选择，这是我的权利，这是每个人的权利。就算是最无助、最可怜的病人，也有权利决定自己该过什么样的生活，她用这种方法表达人性。我也希望我在这种环境下过得很快乐，但要我选择留下来或者死亡，我选择死亡，逃避生命永远得不到平静。"她的丈夫沉默了。

当她的丈夫问她："为什么你的小说中有人要死？"她的回答是："这会让其他人更加珍惜生命，这是一种对比。"同样地，她自杀前在信中写道："亲爱的，你要把人生看透彻，一定要真实地面对人生，了解它的本质，当你终于了解人生，就能真正地热爱生命，然后才舍得放下。记住我们在一起的这些年，永远不要遗忘，永远记住我们的爱，永远不忘生命中的时时刻刻。"

对于劳拉来说也是如此。她的生活就像是被规划好了的，规划告诉她在什么时候需要有怎样的言语，需要有怎样的行为。有一次，她的儿子问她："妈妈，我们要烤蛋糕吗？""我们要烤蛋糕表示我们爱他，要不然他就不知道我们爱他，对的！"劳拉回答。

后来的后来，在劳拉年老的时候，她出现在儿子的葬礼上。而此时，她的丈夫、女儿都已经亡故。她说："我离开我的两个小孩儿，我抛弃了他们，这是一个母亲所做的最糟糕的事。我决定生完二胎后离开这个家。有一天清晨，我做好早餐，留下一张纸条，就出门搭公交车，上了车，我在加拿大图书馆找到了工作。如果我能说我很后悔就好了，心里就比较好过些，但这能代表什么？在你别无选择的时候，后悔又代表什么？重点是你能忍受多少。就是这样，没人能理解我。当我面对死亡，我选择了生命。"这又是怎样的悲壮呢？

相比之下，克拉丽萨觉醒得晚一些，她一直以为那种"关系"才是生活的常态。"我只想当个作家，我只想写下这些，在每一刻里的一切，你走进来时双手捧着的花，这条毛巾，它的味道、触感，这根线，我们的一切感觉，你的和我的，过去的一切，从前的我们，世上所有的事物。但是我失败了，你怎么试都无法将其真实还原。"在听了理查德如此对她说的话之后，克拉丽萨的内心被触动了。

在理查德跳楼的那个晚上，克拉丽萨重新理解了理查德作品中他母亲的死亡，毫无征兆，却是理查德自己的投射。不过，从心理学上说，从来没有毫无预兆的死亡，只有不被理解的死亡。这是一种对比，这会让其他人更加珍惜生命。克拉丽萨突然明白了理查德的选择，她的生命重新开始，她的选择是面对接下来的人生。她关上了门，微微地笑了。

### 三、延伸与思考

心理障碍与"存在性"苦痛。

抑郁是人类的一种基本情感，来源于我们与生俱来的孤独和虚无感。一方面，我们渴望爱与亲密；另一方面，我们害怕在爱和亲密中丧失自我。一方面，我们追求成为独立的自体；另一方面，我们担心独立意味着要离开被保护的世界。一方面，我们希望被理解、被包容；另一方面，我们恐惧这些理解与包容需要以牺牲自由为代价。在如此这般诸多与生存和存在有关的矛盾中挣扎，不抑郁反而是咄咄怪事。用何塞·奥尔特加·伊·加塞特的话说，"人不是一个自然状态，而是一段历史；人不是一件物品，而是一出戏剧……人生是在人的成长过程中需要被选择和构思的东西，人便存在于这种选择与构思之中，每个人都是他自己的作者，无论他选择成为一名原创者还是剽窃者，都无法逃脱这个选择……他被判了自由之刑"。

当然，你可以像影片中维吉尼亚的先生莱纳德、这一天之前的劳拉，以及一直以来的克拉丽萨，躲在日常的琐碎而繁杂的事物当中，沉迷于处理平常工作中一环套一环的例行公事，假装内在的躁动不存在，不去看也不去想。可是，总有一些人是不得不看、不得不想的，他们不会满足于"鸵鸟式"的生活，日复一日地按部就班。

可以这么说，在存在主义心理治疗师看来，抑郁障碍是典型的"存在性"痛苦，患者常抱怨活着没有意义而去渴求死亡。"鼓起勇气振作起来"这类鼓励，或者诚心实意地告诉抑郁障碍者"其实一切都很好"等，只能引起他们更多消沉的想法；旅行对这类患者来讲是一种痛苦。尤其是对有自杀念头的抑郁障碍患者来说，他的内心是极其孤独的——不能跟陌生人讲，不想让朋友担心，更不愿意吓坏家人……因此，他只能一个人苦苦思索这个可怕的问题。正如英国学者波顿在《忧郁症的解剖学》一书中所说："如果人间有地狱的话，那么在忧郁症患者的心中就可以找到。"而自杀往往是患者所做的最后一件"出人意料"的事情，是自由意志的一种体现，也是建立在自尊基础之上的行为。需要注意的是，作者在此并非在鼓励自杀行为。

同样地，其他心理障碍也是涉及"存在性"苦痛。正如存在主义心理治疗家欧文·亚隆所说："如果我们专心思考我们活着（即我们在世界上存在）这个事实，并且尽力把那些让人分心的、琐屑的事物置于一边，尝试去认真考虑导致焦虑的真正根源，我们便开始触及某些基本主题：死亡、无意义、孤独和自由。"下面这位强迫症者的情况即是如此。

该来访者为 26 岁女性，被强迫性思维困扰 10 年。来访者自述她从小就对"人为什么要活着"之类问题感兴趣。从高中开始就反复思考"人如何活着才有意义""只有成为伟大科学家才会有意义"，她看书的时候，头脑中会不断地冒出"读这些书有什么用，不是浪费时间吗？"的想法，就这样，一边想着以后成为科学家，一边读不进去书。在某医院，她被诊断为强迫症。医生让她服用舍曲林治疗后，她头脑中的强迫念头有所减少。她上大学以后（数学系）逐渐减少药量，她头脑中的自我对话又开始增多，但不影响学习，未做特殊处理。由于对宇宙问题感兴趣，她考上了理论物理的研究生，开始全身心地投入思考宇宙问题中，但觉得这个问题不可能像"数学公理"一样绝对正确，又开始对自己的研究方向感到迷茫，头脑中不断地自我对话："以后是考博士还是就业呢？""这样研究下去没有结果怎么办呢？不就把生命浪费了吗？""如果去工作，天天教中学物理，太无聊了，怎么办呢？"……

由于她不愿再次服药，所以开始来台州医院精神卫生科尝试做心理治疗。

在治疗过程中，医生针对她顽固的"二元对立思维"采取了正念治疗。在她的强迫思维有所减少以后，医生与其探讨了存在主义哲学中的"死亡""孤独""自由""无意义"等问题，她开始变得沉默，若有所思。随着治疗的深入，来访者逐渐暴露出强迫性穷思竭虑的背后原因：她在两岁的时候被人领养了（到现在还不知亲生父母是谁），从小就开始害怕黑暗以及一个人待着，在中学时养成了"爱思考"的习惯，许多时候，她一个人出神地想事，因为这会让她忘记恐惧和孤独。高中时，她因为头脑中出现了一次"邪恶"的念头而感到非常害怕，"人的脑子里怎么会有那么糟糕的想法"，遂问其当公务员的父亲："你头脑中会有'不好'的想法吗？"父亲回答："不会。"就这样，她开始在头脑中拼命地去追求"卓越"……

当她开始明白自己强迫的背后是由于在逃避"存在性"困境时，她的强迫症也开始走向好转。

一位心理治疗界的同行说得好，"永远不要对抑郁症的病人说'我理解你'，在他们的心中，他们永远都是独一无二的，没有人能真正理解"，语毕，他又补充了一句，"当然，最好对别的病人也不要这么说"。是啊，有心理障碍的患者背后的"存在性"苦痛不是说理解就能理解的。

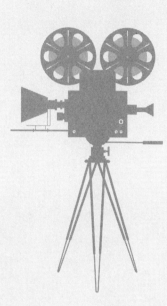

第七章

# 正确对待心理能量

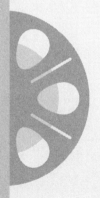

当一种治疗是麻醉原始生命力，使之镇静，或使用其他方法回避它而非直面它，这样的治疗就是失败的而非成功的。

——罗洛·梅

很喜欢电影《星球大战》中"原力"这个称呼，它与"好"和"坏"无关，就是一份能量，往哪个方向发展决定于所使用的个体。

心理能量也是如此，它本身没有好坏对错之分。如果使用者逃避自由，逃避选择，逃避责任，逃避真诚，那么它就有可能以焦虑、抑郁、强迫，甚至精神分裂等心理障碍的形式表现出来；如果使用者利用这份力量作恶，那么它带来的破坏力也是很大的；如果使用者一味地采用压制或消灭的措施，那么"存在"意义上的"个体人"就会消失，所能见到的是"听话""顺从""从众"的"组织人"或工具，如专制体制下的"乌合之众"。

本章通过对电影《红伶劫》《化身博士》《永无止境》《老大靠边闪》和《以怒制怒》的解读，结合哲学和深度心理学的知识，告诉大家如何"正确对待心理能量"的问题：不去扼杀，不轻易抑制，而是把它引导到合适的方向。

## 扼杀心理能量会扼杀创造力

### 一、剧情回眸

弗兰西丝·法默女士有一位控制欲较强的母亲，她对法默寄予很高的期望；法默的父亲平时支持她，但性格懦弱，有些"妻管严"。法默自小就非常有个性，在其16岁时写了一篇否定上帝存在的论文参加比赛，这在她成长的西雅图引起了轩然大波，一时间，法默成了新闻女孩。也因此，法默结缘了一位年轻的工党成员约克先生，并给约克留下了非常深刻的印象，以至于他在随后的几年里不时地回想起她。

长大后的法默很有演艺方面的天赋，也因此赢得了去莫斯科旅行的机会。尽管母亲对此强烈反对，法默却做出了生平第一次不向母亲低头的决定。这时，她又一次上了报纸的头条。

事情的进展与法默曾经的规划一致，从俄罗斯回来后，她去了好莱坞，并取得了成功。她的第一部电影首映放在了家乡，人们盛装、隆重地迎接她，但她却在宴会上毫不留情地拒绝了那些曾经攻击、驱逐过她的人的好意。她甚至偷偷地来到海边与约克约会，做回真实的自己。

法默在纽约的生活并不愉悦，因为她要面对那些陈规，而她觉得这些不适合她。有一次，法默结识了一位具有理想主义精神的编剧，很快就被他的才华所折服，两人迅速发展成为恋人。法默想终止好莱坞的合同，跟随编剧从事"真正"的艺术事业，这引起好莱坞的极大不满。于是制片方通过"有手段"的记者接触到法默，然后对其言行大放厥词，给她造成了很大的困扰。

这时，编剧为了金钱抛弃了她，法默为此非常气愤与伤心。她回到了好莱坞，其地位与昔日已不可同日而语。在一次宴会上，昔日对法默的言行颇有微词的记者竟还想打听有关她的私事，这让法默非常愤怒，她抛下剧组与导演驾车而去。在路上她又与检查宵禁的警察发生了冲突，最后以酒驾被捕。

发生这桩丑闻后，报纸对法默大肆糟蹋。无奈的她去了墨西哥，但那最终不过是另一个巨大的失望。那里的导演们连续几周举行宴会，却从没看一个剧本。最后，她有了回家的强烈愿望。但事情并没有她想象中的简单，制片厂的人们把她房间里所有的东西都搬到宾馆里，并找了一个新的演员替代她的位置。

法默在好莱坞的地位一落千丈，无论是导演还是化妆师都对其评头论足。法默终于在拍摄现场爆发了，她辱骂了那些人。一天夜里，警察突然破门而入，强行带走了法默。她虽然被这突如其来的事情惊吓到，但当法官进行质询时，她那桀骜不驯的本性又使她在言语之间挑战了法官的权威，以至于被法官迅速定案。如此草率的结果令她愤怒，她最后竟被她母亲送到了疗养院进行精神治疗。

在第一次交谈中，法默再次依着她那桀骜不驯的本性挑衅了精神科医生，结果被当成精神病人进行了一系列的临床治疗。这时，她母亲的探望又一次让法默的生活处于水深火热之中。因为法默对她母亲拆封影迷的来信不满，甚至说了一句："妈妈，你想杀了我吗？"这让精神科医生认为她的疾病没有好转，需要继续诊治。在约克探望法默时，她很无奈地说："他们给我毒品，想把各种观念放到我的脑袋里。他们想给我洗脑，他们想让我发疯。"幸好有那么一位朋友，约克帮法默逃离了疗养院，他建议法默跟随自己一起离开此地，但她最后还是选择了回家。

她母亲对法默的期望和要求自始到终没有停止过。但一向支持她的父亲告诉她："有时候，人们狂热地想要一件东西，并千方百计地拥有它。但当最后把它握在手里时，它看起来就不一样了。"于是，法默决定不再回好莱坞，去过一种平静的生活。为此，她的母亲强烈反对，母女间发生了剧烈的争执。最后为了让女儿遵从她的意愿，法默的母亲竟再一次把法默送进了"疯人院"。在约克的帮助下，依着她表演的天赋，鉴定官们一致认为"一个反社会的行为可以被成功地矫正"，于是"痊愈"的法默被送回了家。

回家后的法默并没有如母亲所愿，甚至还在约克的帮助下逃离了，最后她还是被警察找到，重新回到了"疯人院"。而这次幸运之门未再开启，她在疯人院里不仅被人私下里当成"慰安妇"进行交易，还被拿来进行医学实验。就这样，法默的部分脑叶被切除，成为精神医学界成功的治疗案例。

多年后，约克从电视访谈的节目中看到了一个"傀儡""木偶"般的法默。约克赶到电视台与法默见面，昔日那个桀骜而神采飞扬的女孩已不在，呈现在约克面前的是个中规中矩的法默。

## 二、剧情解读

这是电影《红伶劫》中的故事，由真实的人物经历改编而成。

法默自小秉承"独立思考、自由言论"的精神，她16岁时便以"上帝不复存在"的思想引起轰动。她又非常单纯，对上帝的感觉"就是洗完澡，在厚厚的黑色浴巾里干净、清爽的感觉"。她有追求，敢反抗，在她16岁时就反抗具有强烈控制欲的母亲，然后，为了自己的理想终止与好莱坞的合同。

可以这么说，法默身上具有强大的心理能量。当然，这份能量还不够成熟，正如约克所感受到的那样，"她的思想甚至走路的样子都不像16岁的小女孩"，法默身上表现出来的所谓独立的思想显得有些早熟和空洞。

法默的母亲是一个自认是无名之辈的女人，具有无尽的控制欲。从心理分析的角度来说，她将女儿驯化为其自身理想化的一颗棋子，当感受到难以实现时，她变得有些面目狰狞。因此，成年法默桀骜不驯的言行可以理解为对母亲的无意识的反抗和掷地有声的谴责，就像法默曾经冲着母亲所说的，"会有一天，你死之前的一天，你会为你的所作所为羞愧地低下头"。

或许是运气不好，也可能是时代的悲哀，法默遇到的那个精神病医生，又是一个杀戮人性的恶魔，她不停地被迫接受吃药、打针的治疗，而这实际上毁坏了她的心理能量。还有那些要改善法默心理卫生的学者，那个无情地发布自己发明部分脑叶切除术的医生，以降低创造力为代价以避免精神病人"危害"社会。

最后，法默没有了自我，没有了反抗，也没有了创造力，她处处表现出顺从。正如约克在一个电视节目上所看到的，主持人简要介绍了法默传奇的一生，然后是久违的法默在平静地谈自己身上发生过的往事，她面对镜头说话时的那种表情难以形容。约克激动地赶到电视台想看看故友，在电视台外面的路上，两人刚好相遇了，彼此平静而客气地问候，然后是相顾无言，互道再见。彼时呈现在法默脸上的还是那种难以言表的神情，一种介乎正常与非正常之间的奇怪的感觉。

与曾经的法默相比，这似乎走到了另一个极端。试问，这种治疗过程是一种精神迫害吗？

### 三、延伸与思考

扼杀心理能量会扼杀创造力。

与电影《红伶劫》中的故事类似，在影片《发条橙》中，无恶不作的问题少年艾力克斯似乎总是精力旺盛，心理能量爆满。

艾力克斯为了能早点出狱，希望神父可以帮他，让他接受一种新的治疗方式（鲁道维科技术），但神父说这种方法还在实验阶段，甚至会有很大的危险。艾力克斯表示"不在乎危险，只想变个好人"。神父心情沉重地告诉他："问题是这个技术是否真的能使人向善。善由心生，善良是人们自己选择的。当一个人不能选择，他也不再为人。"

一次机缘巧合，当政者选择了艾力克斯进行鲁道维科技术治疗。然而，治疗并不是艾力克斯认为的看看电影那样轻松。而且经过两周的治疗，艾力克斯被"治好"了：变成了打不还手、骂不还口以及没有性欲的人。在艾力克斯被当成成功治疗的试验品展示后，神父再次发表了自己的看法："这个孩子没有真正的选择，不是吗？自我利益、对生理疼痛的害怕，驱使他做出古怪的自谦行为。这个做法明显缺乏诚意。他不再是一个犯错者了，但也不是一个能做道德选择的生灵了。"

有鉴于此，作者在精神卫生科临床上自始至终坚持一种观点：对于有精神心理障碍的患者来说，不管是手术治疗、物理治疗，还是药物治疗和心理治疗，如果以降低个体创造力和选择能力为代价，那么这种治疗方法就是错误的。

上述影片中治疗后的法默和艾力克斯，已经没有了"选择的能力"，丧失了个人自我的独立倾向。他们的自我是与自身之外的某人或某物合为一体的，以便补偿个人自我所缺乏的力量。

从存在主义心理治疗角度说，官方的治疗机构之所以主张和推行这种治疗策略，是因为它能帮助个体暂时摆脱难以忍受的孤独和无能力感。借用陀思妥耶夫斯基在《卡拉马佐夫兄弟》中的一句话来说就是："在这种形势下，最迫切的需要是找到一个可以投降的人，尽快地把他这个不幸的受造物与生俱来的自由交给那个人。"借用罗洛·梅的话说，这种人是"组织人"。与这种策略有一个共性，趋同，即平常所说的"从众"，也是一种扼杀心理能量和创造力的策略。

这是因为，从个体心理学的角度说，"从众"的个人不再是他自己，而是按文化模式提供的人格把自己完全塑造成那类人，于是他变得同所有其他人一样，这也是其他人对他的期望。这样，"我"与世界之间的鸿沟消失了，意识里的孤独感与无能为力感也一起消失了。这有点类似于某些动物的保护色，它们与周围环境是那么地相像，与周围数亿的机器人绝无二致，再也不必觉得孤独，也用不着再焦虑了。

影片《1984》中曾经描述了群体所造成的难以抵御的影响，以及作为个体要摆脱这样的群体漩涡是多么地困难。那些趋同／"从众"的人爱鼓掌，特别是躲在人堆里的时候，那就更加肆无忌惮和有恃无恐了。然后这些人就像被克隆出来的那样，像蚂蚁般地排列在历史的红地毯边，为某个粉墨登场的"杰出代表"拍手鼓掌，而且自我感觉良好。荣格提出："当一个人对盲从习以为常以后，就变得镇定自若，能做到不怀着忌恨来讨论自己的信念，把它看作是个人的观点。"

但是，这些趋同／"从众"的人也为此付出了巨大的代价，也就是失去了存在主义意义上的"自我"和创造力。

总之，"听话""顺从""从众""好人"等绝不应该成为心理治疗的方向和目标，这也是中国精神卫生行业和心理学行业从业人员必须重视的问题。

# 精神类药物是把双刃剑

### 一、剧情回眸

这是两个男人服用精神类药物的故事。

第一位是杰基尔博士，他是一位令人尊敬的科学家、绅士，他乐善好施、相貌英俊、人人称道。杰基尔出生于一个富裕且有声望的家庭，为了让人们尊重他，获得好名声，他将自己坏的一面都隐藏起来，将自己好的一面都表现出来，而他也确实获得了很高的赞誉和社会地位。但他在内心深处，一直觉得有另外一个"我"存在。

杰基尔开始了大量的研究，在服用了自己研制的药物后，海德出现了，这完全是与杰基尔相反的一个人，他粗鄙不堪、充满暴力与邪恶，甚至于相貌都是一副凶神恶煞的样子。他就是杰基尔恶的体现。

海德外出后开始搞破坏，并做了杰基尔身为一个绅士绝不会做的事，他找到了之前身为杰基尔时勾引过他的一个风尘女子，与她寻欢作乐。在白天时，杰基尔又变回了一个绅士，他对自己的所作所为难以忍受，并对他的未婚妻无比内疚。但在内心深处，他又觉得肆意放纵和破坏的行为会为其带来快感。

在夜晚来临时，杰基尔无法抑制内心的欲望，再次服用了药物，变成了海德，肆意放纵自己。渐渐地，杰基尔无法控制自己想要变成海德的欲望，他服用药物的次数越来越多。

直到他再一次在未婚妻举办的晚宴上，独自一人在花园的时候，发现自己竟然在没有服药的情况下也变成了海德。他再次来到妓女的家中，在愤怒之下杀死了妓女之后，他跑到朋友的家中求助，在朋友面前服下药物，重新变回了杰基尔。

杰基尔决定与未婚妻坦白自己的罪行，并表示自己要离开了。但是，海德又出现了，他开始想要伤害未婚妻，幸亏被她的家人及时制止了。

这时，警察也出现了，他们试图抓住海德，海德赶紧跑回了家，喝下药物变回杰基尔，试图瞒天过海。谁知，海德仍然出现了，他的相貌在杰基尔和海德之间转换，于是被警察看穿，在拒捕的过程中，他被当场击毙。

第二位是艾迪·莫莱先生，他是一个潦倒颓废、丢掉了工作、缺乏灵感的三流作家。他大学毕业后和女友结婚没几个月，女友因为他实在是太没出息而离开了他。此后，艾迪一直生活在唐人街一个中餐馆楼上的小房间里。有一天，他终于拿到了与出版商的合约，但接近交稿日期他却写不出任何故事。

许久不联系的前小舅子给他一种正处在试验阶段的药物——NZT。艾迪服用一次之后，发现自己精力充沛，思维清晰，行动敏捷，甚至能在瞬间把一些平时不易留意的细节和信息重新组合和整理并得出推论，一时备受出版商青睐。借助 NZT，艾迪重获灵感并进入上流社会。但在大获成功之余，艾迪也遭受了 NZT 致命的副作用：身体不适和失控的情绪。而此时艾迪已不能离开这种药，这使他进入一个黑暗领域，杀手也在暗处监视他……

艾迪找到一个制药的人，对他说："如果你给我做出与 NZT 类似的药，我给你 200 万美金。"最后，艾迪改进了 NZT，使其功能加倍，毒副作用更低，而且他当上了参议员，又准备竞选总统，甚至连华尔街大亨也对他束手无策。

## 二、剧情解读

这分别是电影《化身博士》和《永无止境》中的故事。

杰基尔先生相信一个人不仅仅只是一个人，实际上有两种人格。这两种人格，都想控制我们。在一次大学的演讲中，杰基尔如此说道：

> 今天我探讨人类的灵魂，在我分析人类的灵魂后，我坚信人类不止有一个面相，而是一体两面，其中一面致力于追求崇高的人生，这是人性的光明面，另一面追求的则是原始的兽性，这就是人性的黑暗面，人的一体两面密不可分，处于永恒的对抗，如果人的这两面可以各自独立的话，人性的光明面将会发挥得淋漓尽致，但所谓的黑暗面一旦获得解放，就能自生自灭，不再困扰我们，我认为在近期的未来，就能完全分离人的这两面。我的实验结果显示，某些化学药物有能力……

的确，在药物的作用下，杰基尔在体面绅士和猥鄙男子之间转化，没有中间角色。一个是善良的代表，另一个则是恶魔的化身。两者丝毫没有交集。一开始，杰基尔将转变归结为药物的关系，可渐渐到最后，即使不服药，海德仍然会出现，且出现的时间越来越长。

比杰基尔幸运，艾迪先生尽管一度受到药物的伤害，但通过努力赚钱和改进药物，最终使药物成了他成功人生的帮手。当然，更长远的影响还是不得而知的。

这就是说，精神类药物是一把双刃剑。

## 三、延伸与思考

### （一）人是善恶的混合体

心理学的研究表明，人是一个由各种矛盾力量组成的统一体，我们只能去整合这些力量，而不能用所谓的"正面能量"去压制"负面能量"。荣格曾问："你究竟愿意做一个好人，还是一个完整的人？"显然，荣格是建议我们活出全部真实的自己。罗洛·梅也在《权力与无知：寻求暴力的根源》中提出：

> "龙怪和斯芬克司都存在于你的内心。"……我们首先必须察觉到它们。我们的错误不在于制造神话，那是人类想象力健康、必要的功能，是走向心理健康的助力。我们以理性教条为基础对其加以否认的做法，只会让我们内心的邪恶和我们这个世界的邪恶更难处理。不，龙怪和斯芬克司本身并不是问题。问题仅仅在于，你是投射它们还是直接面对并整合它们。承认它们存在于我们的内心，就意味着承认在同一个人身上既有善的一面，也有恶的一面，而且邪恶潜能的增加与为善的能力成比例。我们所寻求的善，是一种日渐增强的敏感性、一种敏锐的觉知，也是一种增加了的对善恶的意识。

布根塔尔在《寻求存在同一性》中更是明确地提出：

> 现在是愈合的时候，是对新生活抱有希望的时候。秘密的自我不再被隐藏。我在愧疚中漂浮，我发现自己并没有被淹没。我逐渐利用新的关系冒险，这会让我越来越多地被人们熟知，我发现自己受到了欢迎……所以，结束了吗？已经治好了吗？我归根结底是"正确的"吗？不，不是这样的，还没有结束，裂缝还在那儿，尽管跟以前相比已是那么小了。我治愈了，我也开放了，我比以前治疗得更好了。为了成为我之为我的那个人，我放弃了成为"正确的"。

总之，不管是善是恶，它都是存在于我们内心的，人性中有善有恶，是融为一体不可分割的。只有正视自己，接纳自己善中带着的恶，才是最真实的自己。用安东尼·史蒂文森的话说就是，"阴影逐渐形成与人格面具的特质相反的那些特质……阴影补偿人格面具表面自称的特点，而人格面具则对阴影的反社会特质进行平衡"。如果个体的阴影面没能得到充分的整合，集体阴影面就会偷偷地溜进来。正如影片中的杰基尔在众目睽睽之下与海德同归于尽一样，如果人格面具的特质与阴影的特质不能平衡，必定走向毁灭。

（二）成瘾与灵性的渴求

很明显，影片中的杰基尔和艾迪都已经对精神类药物上瘾了，他们似乎无法摆脱正在使用的精神类药物。

众所周知，酒这种物质从原始社会就已经存在了，有人曾经称"酒是人类最伟大的发明"。据报道，在加拿大，运用大麻是合法的；新西兰也曾经推出大麻合法化的公投。美国 FDA 批准大麻提纯药物 Epidiolex®，其有效成分为大麻二酚（CBD），用于治疗两类严重的小儿癫痫疾病：Lennox-Gastaut 综合征（LGS）和 Dravet 综合征（SMEI）。此外，不管是西方，还是东方社会，一些灵性导师和一些超个人心理治疗师不仅自己会运用小剂量的成瘾物质，也会给来访者使用。

这种情况说明了什么呢？作者曾经做过探索，发现成瘾与灵性需求之间似乎存在着一定的关系。这一点可以通过比对著名的嗜酒者互戒协会（AA）的"匿名戒酒 12 步法"和虔诚的宗教徒们所使用的方法之间的相似性得到确认。

的确，"匿名戒酒 12 步法"的创立一开始是与"灵性的追求"有不解之缘。据记载，在 1934 年 12 月的一个午后，阴雨绵绵、寒风瑟瑟，在纽约布鲁克林一座豪宅的餐桌旁，两名绅士相对而坐。白色油桌布铺就的桌面上放着一瓶刚刚从浴室水槽里取出来的杜松子酒。当身材魁梧的主人威尔逊伸手拿过酒瓶邀客人艾比喝上一杯时，衣冠整洁、相貌堂堂的艾比轻轻地笑了笑，说："不了，谢谢，我戒了。"戒了！为什么要戒？真的能戒吗？威尔逊大感意外，不禁放下正在倒酒的酒瓶，关切地望着老朋友："你怎么了？""我不再需要它了，"艾比回答得很干脆，"我信教了。"

"信教？信教真能让人把酒戒掉？扯他娘的淡！"一时间，威尔逊怀疑他的老朋友是不是糊涂了，艾比可是他多年的酒友啊。不过，这件事却深深地震撼了威尔逊，他决心与艾比赌上一回。在他看来，宗教只会让人们去追求完美，根本不可能让人戒掉酒瘾，威尔逊与艾比打赌，他要通过不信教的方法真正把酒戒掉。

再后来，戏剧性的结果终于出现了，威尔逊用不信教的方法，彻底戒掉了酒瘾。事情并没就此结束，威尔逊还想用自己的方法帮助其他人戒掉酒瘾。出于这样的目的，他和史密斯博士共同发起成立了戒酒协会，并得到了著名心理学家荣格的大力支持。从此以后，戒酒协会犹如甘泉，给许许多多的人带来了福音。

心理学界家喻户晓的事实是，对"自性""完整"的追求是著名的心理学家荣格学术体系中的重要内容。有的学者曾经提出，荣格所提出的"集体潜意识"类似于西方文化体系中的"上帝"。我曾经在著作"禅疗四部曲"中从不同的角度比较了荣格分析性心理学中的观点与"佛学"中观点的相似性，例如，"自性"与"佛性"的内容几近一致。

此外，"匿名戒酒12步法"的创始人比尔·威尔逊本人就曾接受过荣格的心理分析多时。威尔逊曾经与荣格讨论过成瘾的现象，两人都认为"瘾"可以被视为一种较低阶的灵性饥渴。也就是说，从分析性心理学角度看，"瘾"的根源在于与灵性的失联。从某种程度上可以说，"匿名戒酒12步法"中的自救方法本质上是一场灵性运动。

因此，我们可以这样理解，影片中的艾迪之所以对精神活性物质上瘾，是因为他渴望与内在的灵性建立联结，而杰基尔对精神类药物的上瘾是因为他对内在"原力"的渴求。

许多所谓的"现代人"也是如此。由于把日子过得像机器一样"太平凡""太规律""太机械"与"太理性"了，导致生命体对于灵性的渴望无从满足，他们就会转而寄托在任何一种可以立刻以感官感知的形式和物质上，如游戏、酒精、药物，以使自己可以感受到一种扩大和愉悦，一种超越自身限制的自由，一旦体会过小小的那个"我"被扩大了、被解放了、被取代了，他们就会一次又一次渴望再进入那样的状态——成瘾。影片中的杰基尔和艾迪好像都是如此。

在印度尼西亚的某些地方，村里人平时从不赌博，但在节日庆典时会在寺院里举行一次。世界其他地方也有类似的情形。据日本心理学家河合隼雄的研究，这种赌博活动可能是某种祭神仪式。人们按照神的意旨享乐，而且只限于节日庆典当天，并限定于神圣的场地之内。这样一来，人性就从整体上进行了调动，并不易失去平衡；人们也就不易耽溺于赌博等成瘾行为了。

有过心理分析或者存在主义心理治疗经验的人都会同意，在许多成瘾者心灵的最底层，有着一种对于"自我"被扩大或者自我感消失（即所谓的"天人合一"）这类深邃经验的渴望。当日常生活里的"宗教"不见了，"仪式"不见了，没有"管道"可以承接对于灵性深邃经验的强烈需求，这种需求就会转移到珠宝、酒精、游戏、毒品甚至是偶像团体等上面，试图借着这些替代的事物，跨越到生命的"另一个层次"。

萨卡·圭特瑞曾经沉迷于赌博，他对赌博和灵性需求的关系阐述得比许多心理学家都好。在《骗子的回忆录》中，他是这样描述的："我喜欢赌博，不仅仅是因为赌博让我们品尝风险，更是因为它是信仰的见证，首先你要相信自己，其次也要相信生活，相信命运，因为在我看来，运气恰恰就是命运，而命运，对我而言，就是上帝。因此，我很自然地认为，赌博是对上帝的信任！"

总之，从一定程度上可以说，成瘾现象是一个现代问题，尤其常见于与大自然渐行渐远的工商社会与"进步"都市中的人们；成瘾意味着某种深刻且强烈的渴望，但是，在成瘾的世界里是看不到灵性的层次，也无法触及个人内在的深层次的期待的，人们只好用物质性的、表面的事物或兴趣，以实际可看见与感知的行动，短暂替代那个深刻且强烈的渴望。

（三）不可随意运用精神类药物

只要是医生，在行医过程中都必定被病人或其家属问过一个问题：医生，有什么药可吃吗？的确，大部分国人喜欢吃药。有点感冒去吃药，睡不着了想吃药，吃不下饭了去吃药，疲劳了去吃药……极端的情况有如以下案例：

> 医生："刚才我们的治疗师跟您谈的内容，您能理解吗？能接受吗？"
>
> 患者："能听懂，知道！"
>
> 医生："那行，根据您的病情，我们先按照治疗师给您的建议做起来，先观察两周……"
>
> 患者："那药呢？"
>
> 医生："暂时不需要服药，您的失眠与您的担心紧张有关，您可根据刚才谈的那些内容行动起来……"
>
> 患者女儿："不吃药怎么行，她回家照样失眠……"
>
> 患者："不吃药？那我来医院看什么病？那我不是还会不舒服？……你告诉我吃什么药，我都会好好吃的……"
>
> 患者女儿："那刚才的钱不是白花了吗？"
>
> ……

我长期在医院精神卫生科从事临床工作，又经常听病人及家属问："医生，我什么时候可以停药呢？"对于这个问题，许多时候我都觉得难以回答。因为，精神科药物治疗是针对症状，并不是针对病因的。

在精神卫生／心理科的药物治疗中，有一种叫"足量、足疗程"的说法。比方说，第一次抑郁发作需服药 1 年左右，第二次抑郁发作需要服药 3~5 年；

焦虑症的服药时间是 1~2 年；精神分裂症第一次发病的药物治疗时间是 3~5 年。许多医生往往也是如此告诉病人与家属的。然而，就作者临床所见，当服药治疗时间接近这个时间点时，许多病人往往开始纠结了，医生说话也没有以前那么果断与肯定了。因为，患者停药以后，原来被调整的神经递质不就慢慢地要回到原来的水平了吗？换句话说，单纯药物治疗的结果是：患者停药后不出现症状那是运气，出现症状是一般规律。

莎士比亚笔下的《麦克白》中曾有一段对话。

　　医生：回陛下，她并没有什么病，只是因为思虑太过，持续不断地幻想扰乱了她的神经，使她不得安息。

　　麦克白：你难道不能照顾一颗生病的心灵吗？从记忆中拔出一种根深蒂固的悲痛，抹去写在大脑中的那些苦恼，用一剂使人忘却一切的甘美的药剂，把那堆满在胸间、重压在心头的积毒清除干净吗？

　　医生：那还是要仰仗病人自己拯救自己。

从精神卫生 / 心理科临床可以看到，心理障碍者的痛苦与麦克白的痛苦类似。他们找医生求治的目的也是相似的："有没有什么药或方法让我不痛苦 / 感到幸福呢？"医生回答说："这些病人必须自我治疗方可。"麦克白正确地予以反击："把药扔去喂狗吧，我才不要你的鬼药。"

事实的确也如此，与消灭有机体患病过程中那些入侵病菌的原则相比，缓解心理障碍的药物是在一个完全不同的原则上发生作用的。一些药物会阻断思维或情绪状态所导致的让人痛苦的结果，但是它们无论如何都不会对其病因产生任何效果。它们能够改变有机体的反应，但是它们却不能触及这些反应原先为什么被歪曲这个问题。

具体地说，尽管抗焦虑药和抗抑郁药能够帮助你不感到焦虑或抑郁，但是对于是什么使得你焦虑或抑郁这个问题，它却无能为力。对你来说不感到焦虑或抑郁也许仍然是有价值的，尤其是它使得你可以更有效地应对日常生活和工作中的困难，让你在痛苦的境遇中感受不到痛苦。但是，这时候的你只是生物学意义上的人，已不具有"存在"意义上的"灵性"了。法国的精神病学家罗伯特·纳伯格对此表达了自己的担忧："尽管'科学'的论据仍显薄弱，但心理学家已然成为将狂怒、反抗、愤怒转化为疾病的机器。因为这不仅有利于社会、家庭或者夫妻关系，同时也会使一些医药企业从中获利，使它们开辟新市场、增值，甚至还特意为那些抵触被诊断为抑郁症的人发明了'隐匿性抑郁症'的说法……如此一来，药企使得一些临床医生不再关心病人使用'抑郁'的语言来表达精神痛苦的原因。"

心理治疗的临床经验告诉我们，对于有心理障碍的来访者说，仅仅消除他们的症状，而没有帮助他们治愈导致这些症状的潜在问题是有害的。一般而言，症状的作用是提供信号和定向仪以找到潜在的问题。在心理学方面，焦虑情绪和抑郁情绪是告诉个体，他有一个潜在的问题需要努力纠正的自然方式。

有批评家认为我们正在经历用医学方法处理社会问题的情况，认为我们正在见证侵略性的医学帝国主义——它建立在对医生具有的治疗能力做出的不切实际的断言之上，认为医生正在侵入根本与他们无关的道德和政治问题。美国生物伦理学家卡斯及其同事曾经在书中写道：

现代科学赋予我们控制外部世界的可怕力量日益使我们能够控制我们的内心体验……我们越来越能在没有通常给我们带来满足感和幸福感的情况下，用药物创造这样的主体体验。在某些情况中……新的药物能够帮助某个人回到世界中，并使他为自己的生命承担责任。但是在很多其他情况下……通过药理学管理我们精神生活的越来越强大的力量，让我们不仅疏远这个世界，而且疏远情感、激情和能让我们在这个世界上幸福生活的思想与性格特点，从而威胁着我们的幸福……创造与我们实际所做的事情毫不相关的、更平静的情绪和高度快乐或自我满足的时刻，这有可能会损害我们的情感、激情和美德。那么，日益普遍改变随意地使用思想的药物，让人们尤为害怕的是它们将导致我们不顾人类的其他优点而总是想着幸福，但它们将诱使我们满足于一种表面的、虚假的幸福。（《生命本身的政治》）

德国精神科医生曼弗雷德·吕茨也提出了类似的观点："只有当精神病药物能给患者带来自由时，才能让患者使用药物。实际上，所有出于其他原因的药物使用都是不负责任的操纵。"

的确，迄今为止，还没有人类学和社会学证据证实下面这一点：个体服用抗精神病药物可以改善他们自身；5-羟色胺类抗抑郁药也不能让人们任意地操控情绪或性格，更不要说创造快乐。实际上，它们在这方面的效果甚至还不如"缺乏应有性能"的药物如酒精或大麻来得可靠。

需要注意的是，作者在此并不是在鼓励读者使用酒精或大麻之类的精神物质，而是想表达一个观点，那就是：我们需要引导心理能量，而不是一味地压制；人的尊严、身份，也许还有人本主义本身的命运都依赖于人性本身的不可侵犯性，如果长期滥用精神科药物，人类在进化上可能会出现扭曲，人类在遥远的将来或许会成为一种"怪物"。

## 让心理能量收放自如

### 一、剧情回眸

这是两个男人的故事。

第一位是保罗·维提先生，他身材魁梧，是纽约最有势力的黑道人物之一，从小在黑社会中长大，不但有着一身好本领而且心狠手辣。保罗要在数周后参加一个会议，这是一个所有黑道人物齐聚并讨论势力瓜分的会议。

他在参加会议的前几周，突然被另一个黑道势力袭击，他从小一起长大的好友在这场袭击中身亡。而保罗发现自己的身体开始变得不对劲，开始发作性地出现胸闷、心慌、出汗等症。他来到了医院，做了详细的身体检查，当医生告知他身体完全没有问题时，他很疑惑地说："但这三个星期，我心脏病发了八次。"医生基于所有检查结果告诉他是患了焦虑症，安慰他说这是个很常见的病并表示会给其镇静剂治疗。保罗觉得很愤怒：焦虑症，我看着像是会焦虑的人吗？他将医生揍了一顿后，扬长而去。但他在回去的路上，却吩咐他的助手杰利给他找一个心理医生。这时，杰利想到了昨天晚上撞上他车子的心理医生本·索贝尔。

保罗在和本第一次见面时，表示并不是他需要帮助，而是他的一个朋友出了点问题，需要医生的帮助。保罗开始了第一次讲述："我的朋友很有势力，从来就没有处理不了的麻烦，但突然有一天他就崩溃了……他毫无缘由地哭泣、睡不着觉，他无法和朋友相处，和朋友待在一起就紧张，他想远离他们，即使他们是他认识了一辈子的朋友。他感到无法呼吸、头晕目眩、胸痛、觉得快要死去……"

本给出了和之前的医生一样的诊断——焦虑症。但是保罗仍然无法接受，本无奈之下只能单独描述了症状而未给予诊断，保罗想要知道怎么去消除这些症状，这时本指出，其实这些症状是保罗自身存在的，而不是他所谓的朋友，保罗在犹豫之后承认了，向本表示了感谢并要求保持联系。

此后，保罗因性功能问题和预期性焦虑问题再次绑架本来给自己做治疗。本建议保罗讲讲他的父亲，保罗编造了父亲的死因——心脏病来搪塞本。

有一次，保罗再次遇到了别的势力的刺杀，但保罗发现自己无法对刺杀他的人动手，他再次崩溃。在本的建议下，保罗给幕后主使打电话，说着说着，愤怒的情绪席卷了保罗，他开始失控，大声咒骂。

在之后的一次会面上，本发现保罗的父亲并不是死于心脏病，而是在保罗12岁那年被人用枪打死，当时保罗在场并以为自己是有机会救父亲的。这时保罗彻底地泪崩了，他抱住了本："父亲，我很抱歉，对不起，我没能救你。"

在参加聚会那天，保罗感觉从来没有这么好过，他做了一个决定——金盆洗手，然后与妻子及孩子好好生活。在最后的聚会中，他显得从容而不失力量，成为一个真正的"男人"。

第二位是大卫先生，他性格温和，有些腼腆。他小时候在一次与漂亮、活泼的小女孩玩真心话大冒险的游戏中，在众人面前亲吻小女孩时被喜欢恶作剧的另一个男孩扒掉了运动短裤，引起周围的人们哄然大笑。在成年后的工作中，他工作能力强但职位得不到升迁，心中有怒气但不敢发，只能独自抱怨一下。他还有一个问题，就是跟女朋友亲密时进入不了状态。

有一次，大卫因公差乘坐飞机，先是被其他乘客霸占座位，然后被疯癫的邻座乘客要求一起欣赏影视。无奈之下，大卫向空姐提出使用耳机的要求，空姐却置之不理，他甚至莫名其妙地被空姐及乘警呵斥、电击，最后被控告殴打空姐，法官判其参加情绪管理班。

情绪管理班培训医生巴迪搬进大卫的家，并提出了各种各样的要求，甚至与其同床共枕，一起上班，处处给大卫制造麻烦。大卫不喜欢巴迪，但对其又不得不百般忍耐，处处执行巴迪的"过分要求"。

有一次，巴迪原本是想让大卫脱衣服做一些减压活动，但大卫的表现让巴迪发现一件有趣的事情——大卫不喜欢男生的亲近。于是，巴迪载着大卫到同性恋活动的区域，让男扮女装的小W跟大卫聊聊。由于小W的步步紧逼，大卫生气地大声说："我才不要跟人妖上床！"这次的声音来源于他的心底，很有力量。

还有一次，巴迪带大卫来到儿时让大卫当众出丑的男孩的所在地，希望他能与曾经的死对头单挑，当得知该男孩已是佛门弟子后，大卫不想生事，但巴迪却在一旁煽风点火，致使两人终于打了起来，大卫显得很猛，并且对自己痛扁该男子的行为感到爽极了。

此后，大卫发现巴迪与自己的女友关系暧昧，处处在讨女友的欢心。气愤的大卫怒不可遏，不仅对一直榨取自己劳动果实的上司进行了反抗（把上司的丑照放在创意的设计里），还表达了对女友的蓝颜知己不满。最后，当他得知巴迪窃取自己的想法——在橄榄球场上向女友求婚时，大卫不顾一切地赶到球场，在比赛开始前冲进球场中央，寻找女友并表达爱意……这时，不知从哪里来的勇气，他的害羞和腼腆似乎全都不见了，居然在大庭广众之下向女友求爱。

原来，从上飞机开始到后来发生的一切都属于他女友和巴迪安排的治疗内容。

## 二、剧情解读

这分别是电影《老大靠边闪》和《以怒制怒》里的故事。

保罗 12 岁时，父亲被枪杀，事发的当时，他本来可以说点什么话提醒父亲，但当时他在生父亲的气，就没有说，那个杀手伪装成餐厅服务员把他父亲杀害了。这段导致他精神痛苦的经历成了保罗压抑在潜意识中的一份心理能量。

此后的一段时间，因为身边人的保护，保罗"正常"地生活着，但这份心理能量依然潜藏在保罗心底的某处。在像他父亲一样一直照顾他的另一个黑帮老大在他面前被人射杀后，又恰遇近期需要他以家族老大的身份参加谈判，这份心理能量被触动了，它转化成了焦虑症，他出现了呼吸困难、精神紧张、失眠、对情人没有兴趣、抑郁等症状。

毕竟，这份心理能量不是真正的力量，不受保罗意识的控制，所以他在遇到刺客时开不了枪；他在枪战时出现如同12岁那次看到父亲被射杀时的反应，瘫在地上，毫无反击能力，处于恐惧、害怕、无助、哭喊的状态；在给对手打电话时，他只会使用"孩子式"的咒骂。

在参加聚会前，他看到电视上正在播放的一段话，那是一个孩子对其父亲说的话："在我看到他时，我想的是，我们之间到底有多不同，是以前供养家庭比现在的简单吗？还是说，是他让一切看起来更加简单了。"这时，保罗意识到："真是奇怪啊，我的前半生，一直都在避免走他的老路，现在，我又多么希望我以前能跟着他。"

这就是说，那份压抑的心理能量一直在给保罗制造麻烦，其目的是避免他走上父亲的老路。当明白了这些之后，他在最后的聚会中，显得从容而不失力量，并且心理能量收放自如，"男子气"十足。

同样地，大卫先生说得好听点儿是温文尔雅，不客气地说是懦弱和社交恐惧，他不敢争取和维护自己应得的权利。在巴迪医生的不断激发和"惩罚"之下，大卫终于"忍无可忍，无须再忍"，把表面的愤怒转化成内在真正的力量。

同样地，影片《国王的演讲》中的治疗也是如此，罗格医生一步一步地把公爵/国王"用于"结巴的心理能量激发出来，使其转化成了真正的力量，并让他对其能收放自如。

可以这么说，这三部影片中的三位男士最后都能够从创造自身生活品质的角度去审视自己的情况，然后更积极、全面地融入生活。用存在主义哲学家克尔恺郭尔的话说就是："谁习得了如何正确地焦虑，谁就习得了终极之法。"

### 三、延伸与思考

让心理能量收放自如。

从现代精神医学的角度说，该影片中的保罗患有典型的急性焦虑症——

惊恐发作，而大卫似乎存在轻度的社交焦虑。不仅是作为黑社会老大的保罗自己无法理解，许多现在的百姓也无法理解，那么"强壮"的男人怎么可能会患上焦虑症呢？同样地，对于一般的青中年男子来说，跟女朋友做爱、亲昵，这是多美妙的事啊，偏偏保罗和大卫都存在着障碍。太匪夷所思了吧！

是的，人是一种奇怪的生物，不管你的体魄多强壮，都可能会"莫名其妙"地产生焦虑。要考试了，焦虑；考完试了，焦虑；要放假了，焦虑；要过年了，焦虑；明天参加聚会，还是焦虑……

而就是这些焦虑，时常把人搞得六神无主，坐立不安，莫名烦恼，易怒易躁；手里原本拿着水杯，里面根本没水，可是竟会一次次地把它靠近嘴边，却居然想不起给杯子续水；丈夫明明在单位上班好好的，却不断地打电话去确认他是否安全无恙……脑子里不时地出现空白，却又觉得里面被塞得满满当当……

由于焦虑很让人痛苦，所以不管是焦虑者还是医生，都会选择运用药物去控制这种不好的感受。不可否认，许多时候，这是有效的。然而，每当停用药物后，焦虑就很有可能会重新出现。此外，有些焦虑可能是健康的标志。如果盲目用药物控制而不去探索焦虑带给你的意义，那么你的人生将会失去许多有价值的东西。

为什么会这样呢？

这是因为，从进化层面说，焦虑是一种心理能量，是有益的。在古代，原始人最初的焦虑体验是来自野生动物的尖牙利齿的威胁警示。如果没有这种焦虑，我们人类是繁衍不到现在的，早就被动物消灭了。到了现代，尽管威胁我们的内容与我们的祖先有别，但它们在心理或灵性的层面上是一致的，都是让我们提高警惕。

的确，适度的焦虑是个体安全需要的体现（对当前或未来情况的不确定：考试，预期目标，不熟悉的目标、物体、场景等）；一定程度的焦虑是维持个体警觉性、促进躯体的代谢活动、维持基本的精神活动的重要因素。从这些方面来说，失去焦虑反应的人倒是不正常的。德国精神病学家格布萨特尔（Gebsattel）提出："没有焦虑的生活和没有恐惧的生活一样，都不是我们真正需要的。"我国当代精神病学家许又新教授也提出："焦虑是对生活持冷漠态度的对抗剂，是自我满足而停滞不前的预防针，它促进个人的社会化和对文化的认同，推动着人格的发展。"

存在主义哲学家克尔恺郭尔曾经把焦虑归结为"虚无恐惧"，他提出："自由总是包含着潜在的焦虑"；焦虑就是"自由的头昏眼花"；"个体的潜在自由越大，他的潜在焦虑就会越大"。精神分析学家弗洛伊德提出了"匮乏恐惧"。

在此基础上，存在主义心理学家罗洛·梅认为焦虑的基本来源是"死亡"，焦虑既来自实际的死亡，也来自精神的空虚；当个体的人格及生存的基本价值受到威胁时产生的忧虑即为焦虑。这里所说的威胁，不仅是危及生命的天灾人祸，也包括对一个人的信念和理想等造成的威胁。

不仅如此，罗洛·梅还把焦虑与愧疚感联系在了一起。他认为，焦虑和愧疚感都是自我意识和自我选择带来的结果。个人的自我意识越强，自由选择的能力就越大，他越富有创造性，越是敏感，他所负的愧疚感和焦虑也越大。在罗洛·梅看来，自由并不是一种单纯的功能，更不是一种一劳永逸的成就，自由站在可能成功与失败的拉锯线上，它是一种紧张的过程，是一种既想实现潜能又怕实现潜能的紧张状态。这种紧张状态的综合即为焦虑。所以，自由选择产生的可能性会带来焦虑和愧疚感。

因此，从存在主义哲学和心理学角度看，不管哪一种类型的焦虑，其根源均与人类的"存在性"问题有关，焦虑的出现预示着：你在情感层面知道死亡的存在；你有选择的自由；你意识到了生命本身的无意义及孤独。爱比克泰德在《关于焦虑》中说得更为精辟：

当我看到一个人处于焦虑的状态中……我不能说他不是一位里拉（古代的一种七弦竖琴）的弹奏者，我只能说一些其他关于他的东西……首先，我会称他为一位陌生人，然后说，这个人不知道他在世界上的哪个地方。

德国存在主义哲学家海德格尔在提出"人，是向死的存在"的同时，又提出了"人，诗意地活在大地上"。波伏娃曾经提出："今天我们的生活变得如此艰难，是因为我们执意要战胜死亡。"所以，当你感到焦虑时，请先别急着用药物去压制这份能量。否则，你有可能会失去"人之为人"的"灵性"，终生与麻木不仁的"四足动物"为伴。

总之，在你感到焦虑时，首先要做的是停下来，找个心理咨询师，真诚地去探索自己焦虑背后的深层次原因，然后，调整生活模式，把曾经被压抑或"走火入魔"的心理能量引导到合适的方向。影片中保罗和大卫的改变不正是如此吗？当他们能真正按照自己的价值观来选择如何生活时，"存在性"苦痛就不会给他们的生活带来破坏了。

本书就此搁笔，如果你对"影视疗法"感兴趣，请继续关注《和心理医生看电影》系列中的"男性篇"和"女性篇"。

**图书在版编目（CIP）数据**

和心理医生看电影. 理解篇/包祖晓，包静怡主编. --北京：华夏出版社
有限公司，2023.8

ISBN 978-7-5222-0497-0

Ⅰ. ①和… Ⅱ. ①包…②包… Ⅲ. ①电影－精神疗法 Ⅳ. ①R749.055

中国国家版本馆 CIP 数据核字（2023）第 061630 号

和心理医生看电影. 理解篇

主　　编　包祖晓　　包静怡
责任编辑　梁学超　　苑全玲

出版发行　华夏出版社有限公司
经　　销　新华书店
印　　刷　河北宝昌佳彩印刷有限公司
装　　订　河北宝昌佳彩印刷有限公司
版　　次　2023 年 8 月北京第 1 版
　　　　　2023 年 8 月北京第 1 次印刷
开　　本　710×1000　　1/16 开
印　　张　12.25
字　　数　157 千字
定　　价　59.00 元

**华夏出版社有限公司**　地址：北京市东直门外香河园北里 4 号　邮编：100028
网址: www.hxph.com.cn　电话：（010）64663331（转）
若发现本版图书有印装质量问题，请与我社营销中心联系调换。